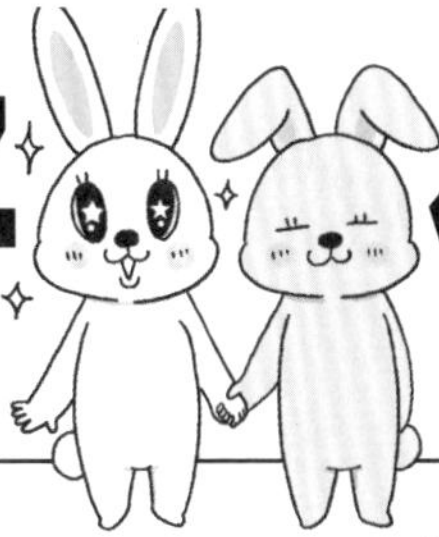

管好你的自律神經

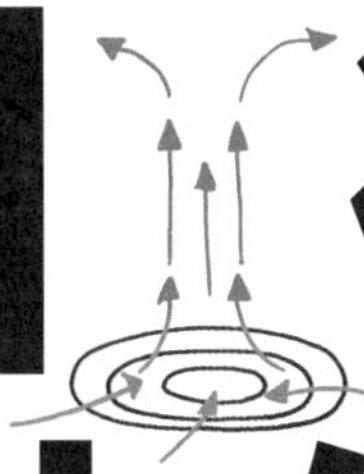

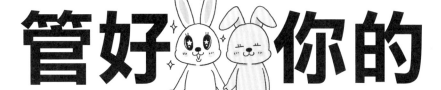

\1回1分鐘|超簡單/

自律神經恢復兔子跳跳操

整骨院院長 宮腰圭／著　蔡麗容／譯

疼痛、沉重、無力、發癢、噁心……

感到身體不適時會上醫院求診，

但是做了再多的精密檢查，

被醫生告知「並無異常」的人卻愈來愈多。

突然感到不安，

心浮氣躁停不下來，

陷入憂鬱充滿絕望，

無法專注、心不在焉。

對於這種情緒不穩定而備感煩惱的人更是與日俱增。

你也有過這樣的經驗嗎？

大家好，
我是宮腰圭，
在東京四谷經營一家
「骨與肌」整骨院。
不好意思
用這付兔子模樣和大家見面。

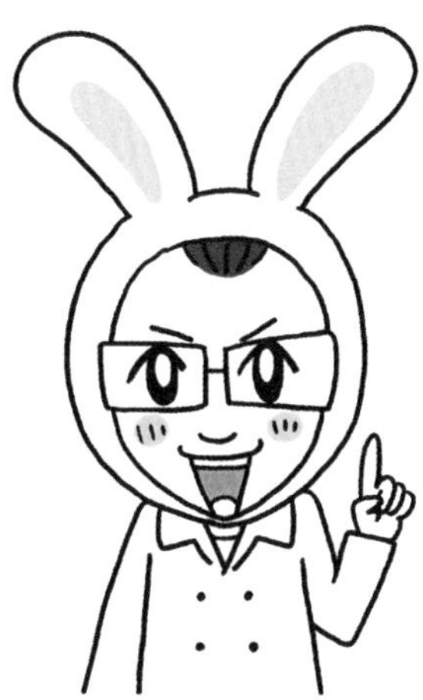

通常醫生也診斷不出來，
總是治不好卻又搞不清楚原因的
身體不適以及情緒不穩定，
多數都是因為

「自律神經失調」

的關係。

本書要教給大家的

「兔子跳跳操」

就是經我長年研究彙整而出，

「可以靠自己的力量調整自律神經，

解決身心不適的方法」。

做法很簡單，只要每次當場跳個1分鐘即可，

卻已經幫助逾2千人改善了自律神經的失調症狀。

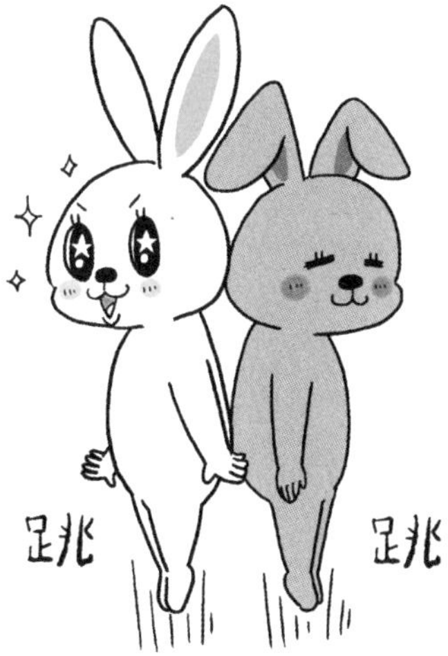

一開頭我要揭露一點，
這套體操的關鍵，
在於跳躍時「雙腳的方向」
會根據骨盆歪斜情形而改變，
而雙腳的方向共分成6種。
你一定能夠找到
適合自己的「兔子跳跳操」。

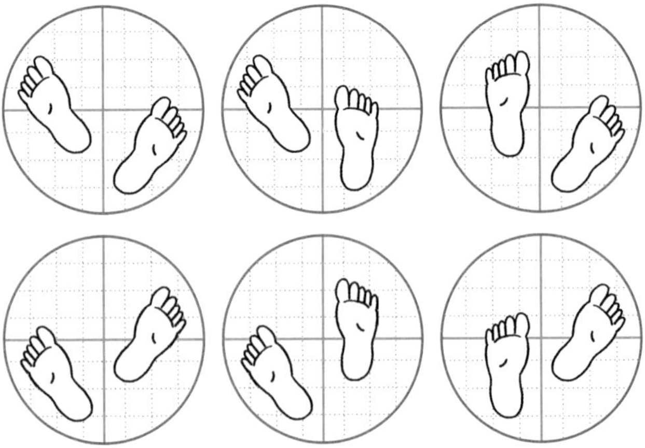

相信很多人對於「自律神經」並不是十分了解，
其實這樣很正常，
因為自律神經失調是從外表看不出來的。
求診後醫生並不會提出具體因應或解決自律神經失調的方法，
有時只是重複開立類似的處方藥。

本書將盡可能簡單說明幫助大家了解自律神經，
並教大家怎麼做才能調整自律神經、
對自律神經有益的事情。

就像兔子一樣只要跳一跳，
就能一步步擺脫身心上的重擔，
現在，就讓我們輕鬆愉快地與自己和諧共舞吧！

登場人物介紹

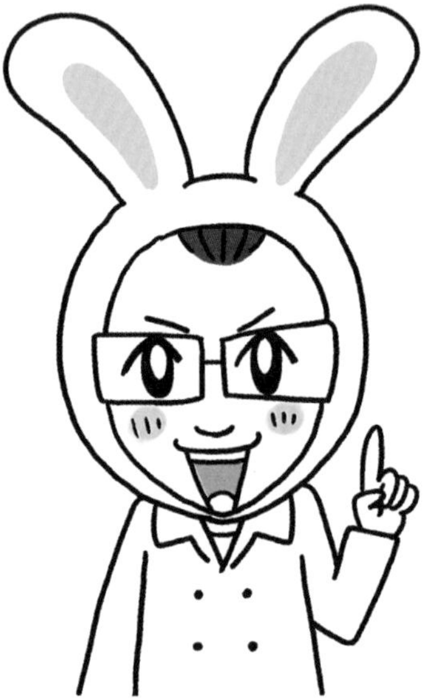

整骨師

宮腰圭

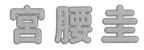

宮腰圭為整骨專家。已幫助超過 4 萬人解決煩惱的人氣整骨專家。遠從各地及海外前來求診的患者不計其數，因此特地為無法來院的顧客開發出眾多自我療法。

你是否常因微不足道的小事感到不安，或是身體莫名其妙覺得怪怪的或不舒服時，多數時候這都是因為自律神經失去平衡了。即便上醫院求診卻還是找不出異常，有時醫生還會告訴你「原因不明」，或是「壓力造成的」，甚至還會反問你「是不是太敏感了」。

自律神經失調可能是壓力引發，但也並不一定全部都是壓力造成的。因為自律神經會敏銳察覺到極細微的溫差、氣壓、濕度等來自外界的各種狀況，時時受到影響，不只有心理上的壓力會導致自律神經失調。

自律神經是讓我們 24 小時維持生命，至關重要的身體生存構造。就讓我們一起來學習自律神經的知識，與交感神經、副交感神經好好和諧共處吧！

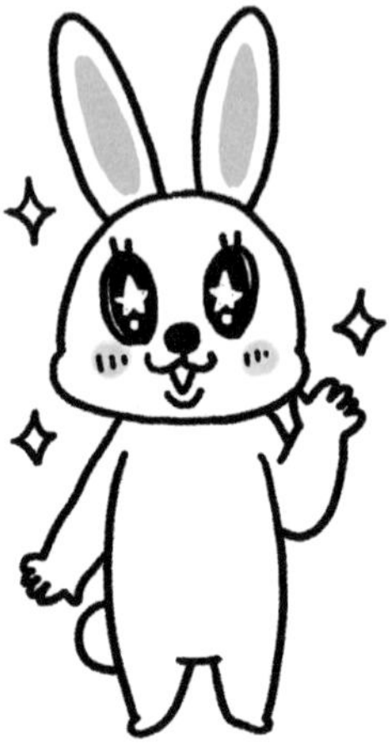

交感神經兔兔

我是交感神經兔兔。通常一個人動個不停，整個人充滿活力、勇往直前、行動力十足時，我就會處於優勢。但是當我活動得太過積極，就會使人變得坐立難安、心浮氣躁、莫名不安。但在集中精神投入工作，或是打起精神付諸行動時，我可是不可或缺的。美中不足的是，我有時會讓人忘記去關注身體上的不適，甚至忘記吃飯、上廁所，一直埋首於工作之中。

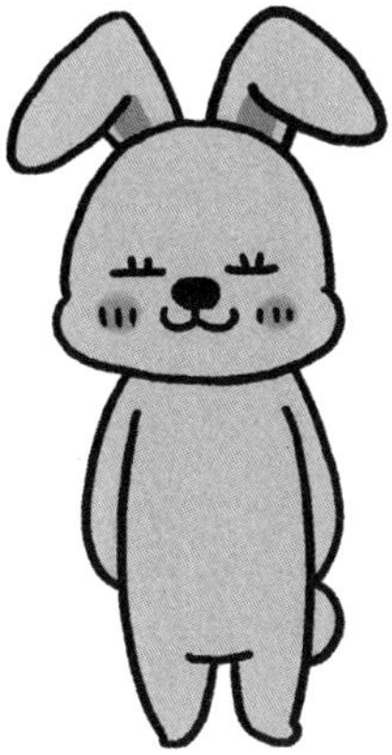

副交感神經兔兔

我是副交感神經兔兔。我在悠閒、放鬆、休息狀態下會處於優勢。我可以活化內臟的運作，修復身體各個地方發生的異常，進行保養的工作。一旦我無法發揮功能，除了身體之外，心理也會陷入不適的狀態，但是只有我過度起作用的話，有時候身體會變得無力且沉重，影響一個人在社會上的生活。對我來說，萬萬不能缺少泡溫水澡以及自在舒服的時間。

第1章 「自律神經」是什麼？

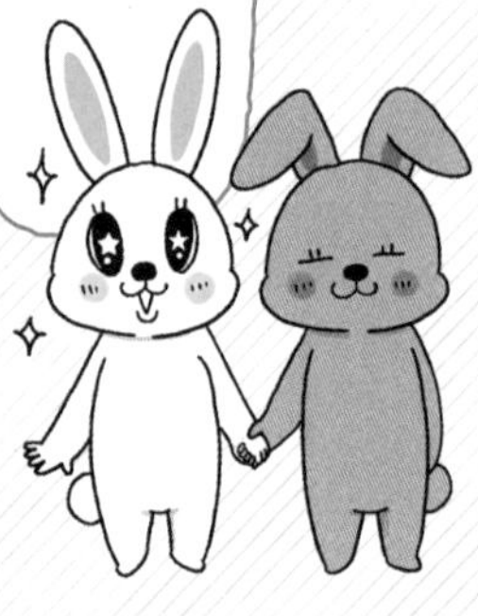

第2章 除了壓力，還有一些「黑幕」會擾亂自律神經

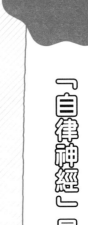

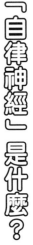

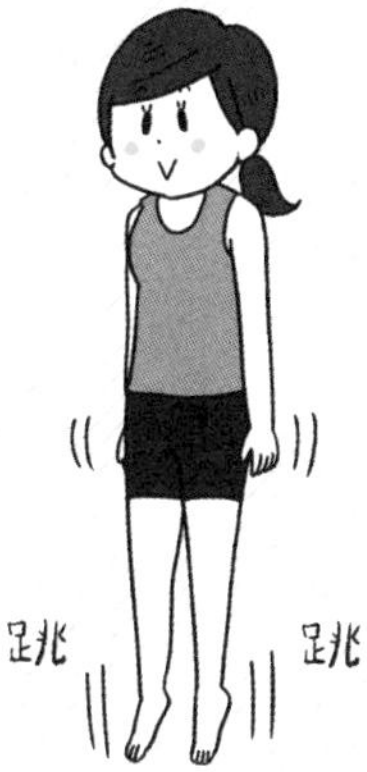

跳
跳

第3章

爲什麼單靠「兔子跳跳操」就能調整自律神經？

第4章

快來試試兔子跳跳操

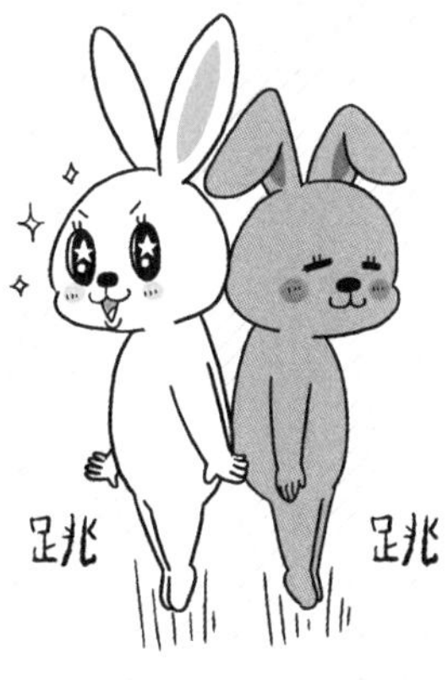
跳
跳

第5章

做做兔子跳跳操，與身體和諧共處

第1章

「自律神經」是什麼？

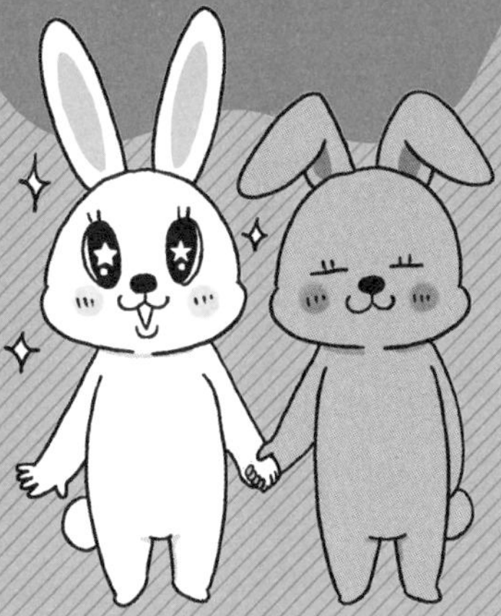

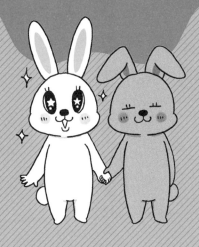

簡單理解交感神經

自律神經——是一種會自主運作，讓我們的身體「生存下去」的全自動神經系統。

這種隨時都在幫助我們調節心臟、呼吸、內臟、排便、排尿、流汗、體溫、血壓等功能，讓我們能實現生存本能的神經，會使身體自主呼吸、自動進行消化作用，還會幫助身體自行管理溫度。十分慶幸自律神經的機能性極佳，不過有時也會有些難以侍候。

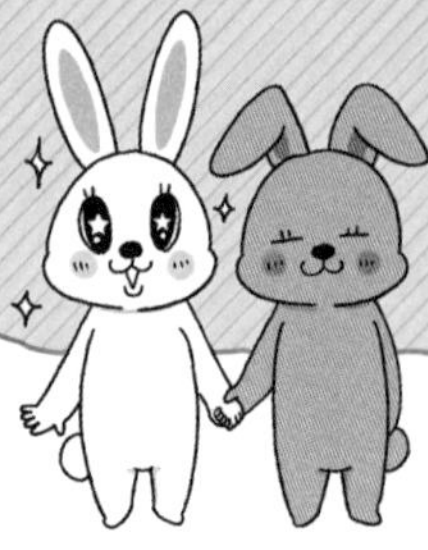

自律神經分成「交感神經」與「副交感神經」，基本上二者會相互抗衡（與對方出現相反的作用）。

舉例來說的話，假設有點自以為是又魯莽的丈夫是「交感神經」。那類似「無名英雄」或是「賢內助」，完全就像昭和演歌中會出現無私奉獻的妻子一角的，就是所謂的「副交感神經」了。

接著分別來簡單了解一下交感神經與副交感神經吧！

交感神經是容易在白天發揮作用，屬於活躍型的神經。

你有發現嗎？當主角（你）現在熱衷於某項活動，肯定不會在這種時候想要用餐，因此會將唾液、消化液、胃、腸、膀胱等等的運作，控制在最低限度。

在交感神經起作用時，不但不會感到肚子餓，甚至會讓人忘記要上廁所。因為交感神經很清楚，便意或尿意在如此忙碌的時刻反客為主，會是件很麻煩的事。

基本上自律神經總是會站在主角這一方。

交感神經起作用時，會擴張支氣管使呼吸更輕鬆，讓大量血液主要循環至積極活動時必要的地方（大腦、心臟、肺、用來運動的肌肉、粗大的主要血管等等）。

相對代價就是腸胃等消化系統的運作會受到抑制，末端微細血管會被關閉，因此日子一久，胃會絞痛，或是會造成便秘，有時甚至會突然發現手腳都發冷了。

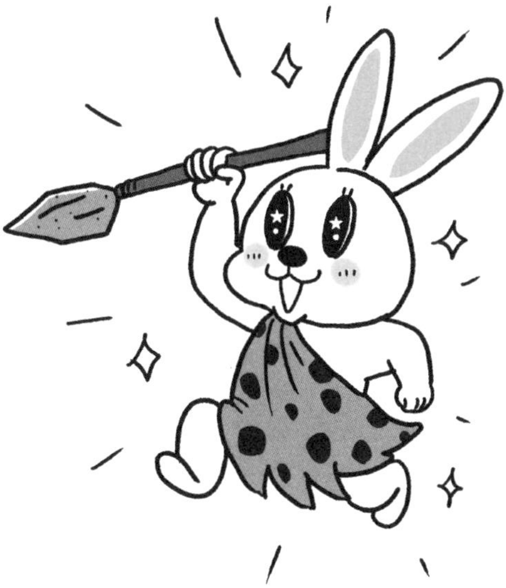

簡單理解副交感神經

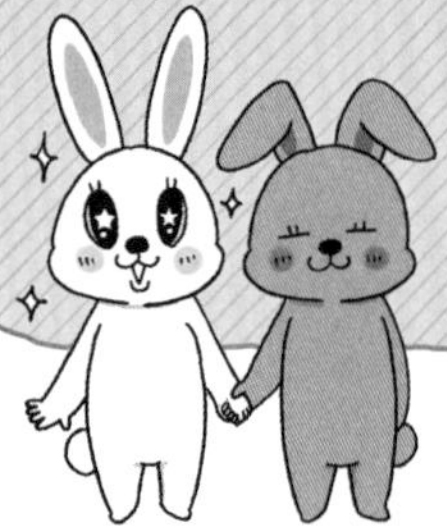

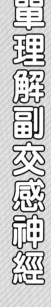

基本上，副交感神經的作用與交感神經完全相反。

和白天容易運作的交感神經正好顛倒過來，**副交感神經是傍晚以後才容易發揮作用，屬於休息型的神經。**

試著想像一下我們遠古時期的祖先，一到晚上他們就會和家人窩在不受任何人打擾的洞窟裡，悠閒地放鬆度過這段時光。

待在這樣的地方，也不會遭到猛獸或敵人攻擊，所以副交感神經處於優勢的主角（你），腸胃容易運作，差不多是時候用餐了。

此時應該已經不會再去打獵從事積極的活動，因此血壓會下降，血液也會大量運送至手腳的末端，回收今天產生的代謝廢物，支氣管也可以放心收縮，沒必要發汗使身體冷卻了，還要提升免疫功能，將會有害明日的物質，以及今天產生的癌細胞等全部處理掉——諸如此類開始讓一整天歸零。

當副交感神經處位優勢時，內心會平靜下來，放鬆警戒心。除了安靜以及飲食以外的時間，包含睡眠都是受到副交感神經的支配。

一般經常會建議失眠的人，從預定就寢的3～4個小時前，就要將照明的光線調弱，這是要讓我們自祖先承繼而來的傳統基因（生活在洞窟裡的記憶）甦醒過來，才能使副交感神經容易發揮作用。

交感神經亢奮
會出現
這些現象

- □ 雙眼明亮
- □ 頭腦清晰
- □ 充滿幹勁
- □ 心臟跳動速度加快
- □ 血壓上升
- □ 情緒焦躁
- □ 容易坐立難安
- □ 容易發脾氣
- □ 緊張
- □ 手腳變冰冷
- □ 食欲減退
- □ 內臟不利消化
- □ 不會出現尿意或便意

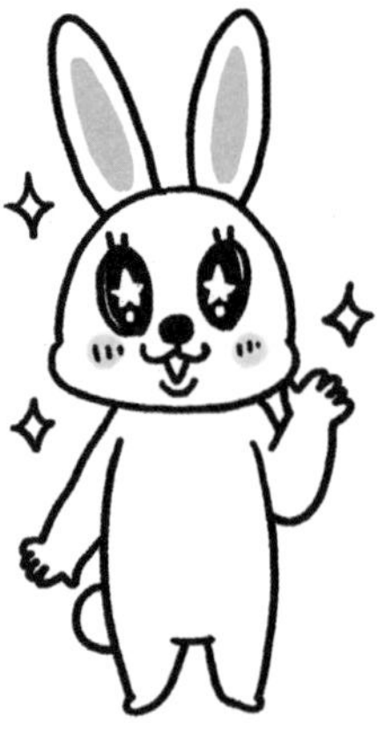

副交感神經亢奮會出現這些現象

- □ 安心
- □ 心情平靜
- □ 心臟跳動速度減慢
- □ 得以放鬆
- □ 手腳變溫暖
- □ 能夠對人體貼
- □ 食欲旺盛
- □ 閉眼就能入睡
- □ 出現尿意、便意
- □ 消化力變好
- □ 免疫力提升

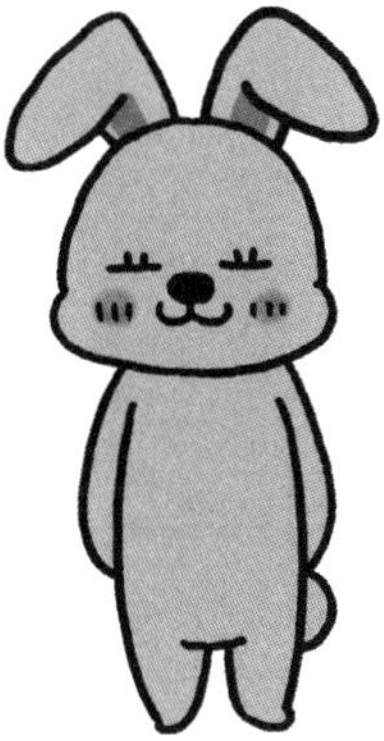

交感神經過度活躍，副交感神經過度低下

在別人面前做出丟臉的事，就算要強忍著「不能臉紅」，臉卻還是會自己紅起來，還有在自我介紹或是做簡報時，即便告訴自己「要冷靜」，心臟還是會因為緊張或興奮而噗通噗通跳，甚至靠個人意志或專注力仍舊無法讓手停止顫抖。

恐懼或緊張會使血壓上升，心臟跳動速度會變快，口會渴，手掌還會大量冒汗。

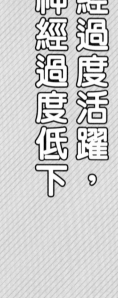

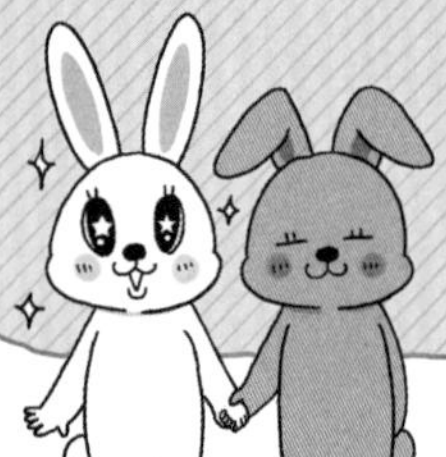

這些都是交感神經強力運作時會發生的典型現象，也證明源自於猿人的DNA還殘留在現代人身上。

心臟跳動速度加快是為了讓你從對方身邊逃脫，手掌冒汗是為了和敵人或長毛象等戰鬥時，槍及武器不會滑落。

雖然現代不會出現攸關生死的狩獵場面，但在客戶端或公司內做簡報、在人前自我介紹等場合會感覺到的恐懼及緊張，也都和上古時代在狩獵一樣，交感神經會處於優勢。還有在職場遇到難相處的人、待在令人焦躁或充滿恐懼的環境底下，人的自律神經都會傾向於交感神經亢奮的狀態。

基本上希望大家要謹記一點，交感神經原本就是在狩獵等場合時，才會「瞬間」使用到的神經系統，其結構並無法長時間使用。

當交感神經長時間處於優勢的話，身體一定會出現各種不適症狀，這就是俗稱「自律神經失調」的狀態之一。

自律神經失調的狀態，多數是「交感神經過度活躍」，或是「副交感神經難以發揮作用」，很多人就會上述的疼痛、沉重、無力、發癢、噁心……等不適症狀。

所以要改善自律神經失調的時候，會採取的做法包括「抑制過度活躍的交感神經」、「進一步活化副交感神經的運作」。

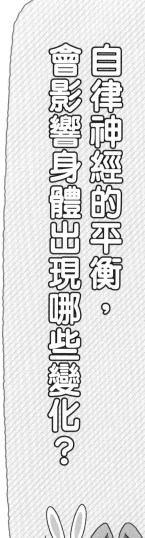

自律神經的平衡，會影響身體出現哪些變化？

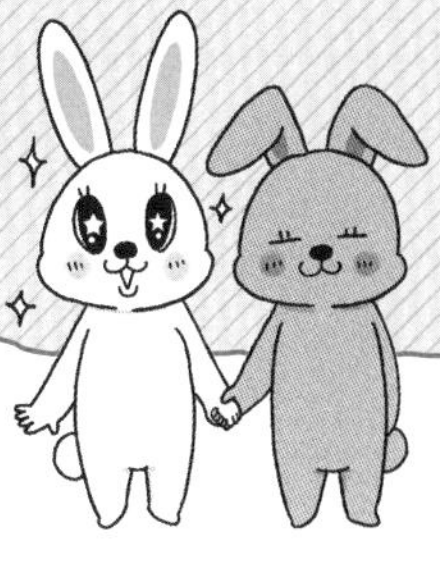

一旦交感神經過度活躍，經常會感到焦躁及緊張，全身肌肉及血管收縮的情形將超出身體所需，且肩膀會痠痛，甚至頻繁發生頭痛現象。

內臟會出現的相關症狀，包含**胸口就像被壓迫一樣痛苦難耐**、**喉嚨會卡卡的**、**口渴**、**胃痛**等等，還有身心會一直出現無法休息的狀態，比方說**思緒無法集中**、**難以入睡**等等。

另外，當副交感神經難以發揮作用的時候，**眼睛會變得很乾，經常便祕，還會莫名其妙心浮氣躁，被生理痛纏身。**

其他也常見到許多例子如：**容易感冒，粉刺痘痘好不了，還有全身冰冷以及雙腳水腫所造成的循環不良、低體溫導致的「畏寒體質」無法改善。**

交感神經活躍，代表你可能正身處於高壓社會中、公共場合、公司、學校的環境之中，或是面對令人緊張的上司、難以相處的朋友、競爭、對立、期限等而感到焦躁，對於未來懷抱著過度不安，周遭的期待讓你充滿壓力，家庭內外的人際關係十分緊繃等等。

當身處安心的家庭氣氛下，應該能讓人感到放鬆，但如果你在家中也經常沉不住氣，老是擔心未來的事，就是交感神經活躍，出現過度緊張的情形。

與同居人感情不好或是家庭不睦的話，白天只要上班或上學倒還好，但是回到家後還是經常全身緊繃，自律神經長時間傾向於交感神經亢奮的狀態下，將對身心造成極大負擔。

而且交感神經過度運用，通常會對免疫系統的功能造成很大影響。平日總是在高度緊張及恐懼支配下過日子，長此以往，有時將演變成自體免疫疾病或癌症，還會感染各種病毒、罹患其他各種疾病。原本只是長期壓力上身，不料竟會造成無法挽回的局面，所以還是必須多加留意才行。

交感神經與副交感神經不像「蹺蹺板」而是「槓桿」

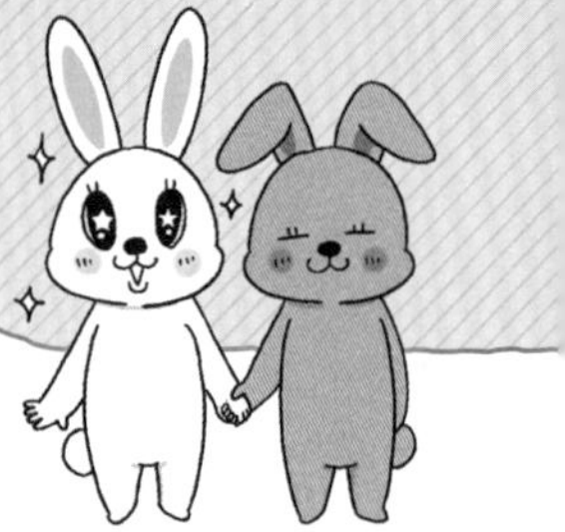

針對交感神經與副交感神經，按照目前介紹過的內容，也許有人會覺得總之還是交感神經比較愛搗亂。

但是交感神經與副交感神經是彼此抗衡的，也就是說，雙方具有完全相反的作用，因此並沒有哪一方較好、哪一方不好的問題。

一般常說要取得平衡，不過我想告訴大家的是，正確調整自律神經的做

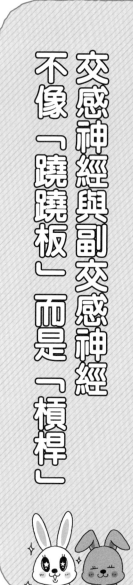

法，與蹺蹺板保持平衡的狀態稍有不同，我的意思是「二者都需要適時發揮作用」。

也就是說，無論是交感神經或是副交感神經，二者都要在必要的時候，「徹底展現十足的功能」。

任何一方只是稍微活躍呈現「平衡」的狀態下，整個人的心態很容易變成日子過得下去就好，內心會覺得「不知道自己的表現是好是壞」、「不認為自己可以做得更好」、「就這樣保持下去也無妨」。

交感神經亢奮，意指實現人生的動力高漲，會想要「奮力一搏」。當人想要積極進取完成某些夢想的時候，便需要一口氣「進入」交感神經處於優勢的狀態。

反之，在一個人放鬆的時候，副交感神經就得要開啟，以便能充分進入放鬆的狀態。

想要將自律神經的特性發揮至最大極限，槓桿一定要一口氣「切換」，變成開啟或關閉的狀態。

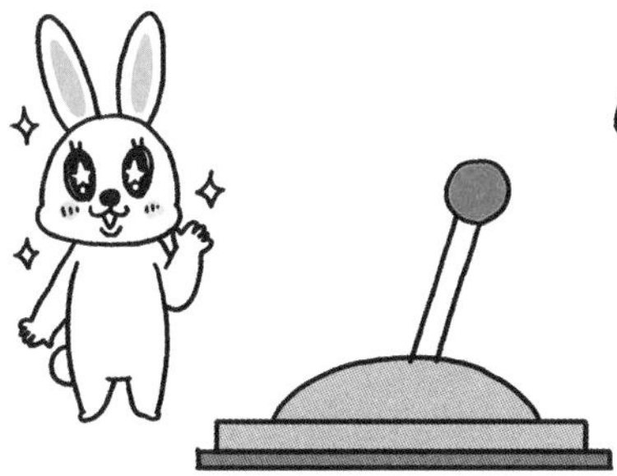

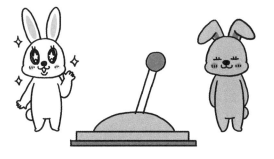

交感神經、副交感神經都要運作

只有交感神經運作

- 容易心浮氣躁
- 充滿不安
- 呈現緊張、焦躁狀態

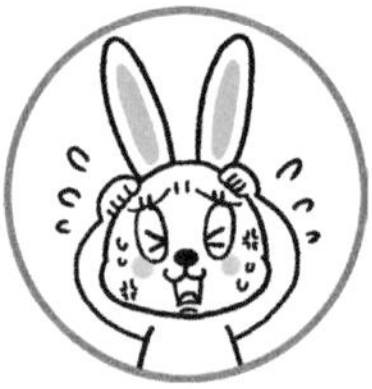

交感神經、副交感神經都運作

- 活動自如
- 放鬆自在
- 身心狀態都很好

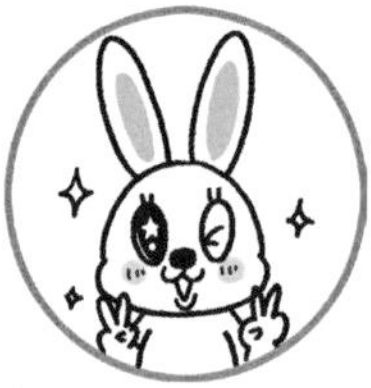

交感神經、副交感神經都很少運作

- 身心都無法完全放鬆
- 有工作必須完成卻無法展開行動

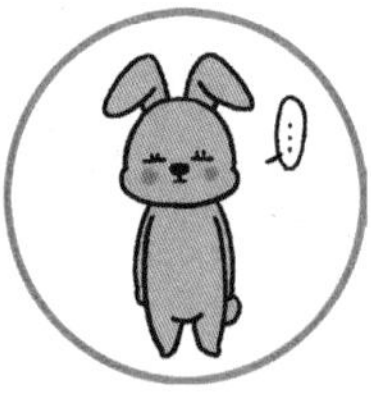

只有副交感神經運作

- 提不起勁
- 全身發懶很想睡覺
- 沒有精神
- 免疫系統、身體機能沒有問題，身體很健康

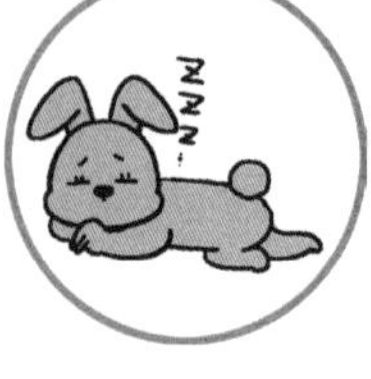

第 2 章

除了壓力，還有一些「黑幕」會擾亂自律神經

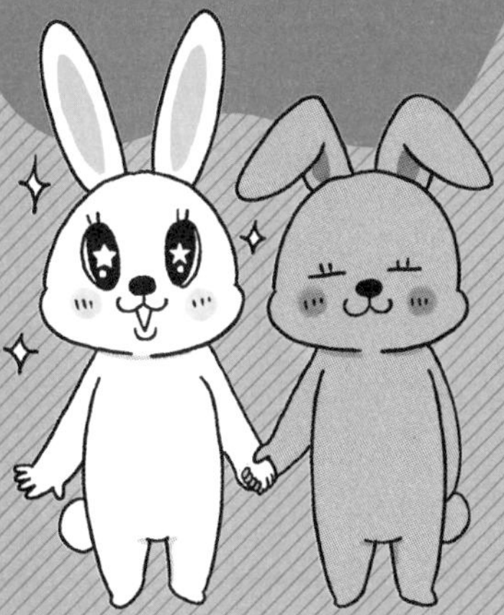

沒有壓力的人也可能會自律神經失調

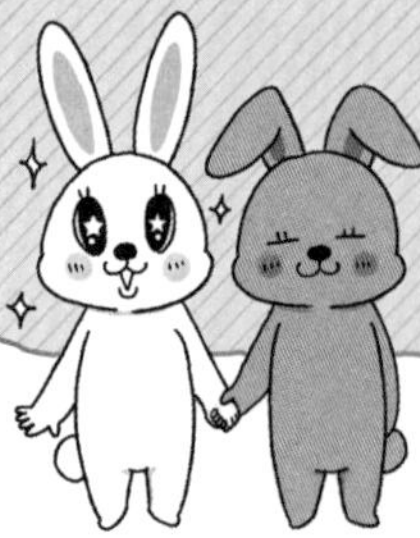

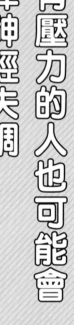

一聽到自律神經失調，有些人第一個就會想到原因出自於壓力。當然多數人會自律神經失調，壓力是原因之一，不過並非所有人自律神經失調都是壓力引起的。

最近反而常見壓力以外的原因，引發自律神經出狀況。尤其是沒有精神上的壓力或是必須直接面對的問題，也有可能會因為物理性的原因導致自律神經失調，這點希望大家要謹記在心。

即便想不到自己有什麼壓力，但是遇到「身體不適的現象有別以往」，或是「想不到有什麼問題卻患上圓形禿」、「一直覺得身體總是不舒服」、「做運動還是無法改善肩膀痠痛」的時候，請檢視一下本章節所介紹的「黑幕」。

擾亂自律神經的種種黑幕

❶ **氣候&人爲造成的冰冷**

進入冷氣房讓身體過於冷卻、人為造成的冰冷現象。

❷ **氣壓（氣象病）**

地球暖化導致的異常酷熱現象，以及急劇的氣壓變化造成自律神經發生混亂。

❸ **眼睛受到的刺激**

深夜營業的商店照明等，讓眼睛受到刺激。

❹ **肌力不足**

太過於便利因而慢慢缺乏運動，導致肌力變差。

❺ **長時間工作**

工作過於繁重以致於生活不規律，因此交感神經緊繃的情形異常持續。

6 咬緊牙根

在無意識下咬緊牙根，於是肌肉過度緊繃的信號會傳達至大腦，變成交感神經處於優勢。

7 快食

原本在用餐時間應該會難得呈現「副交感神經亢奮」的狀態，卻因為急著吃東西而使得交感神經變活躍。

8 女性賀爾蒙

例如懷孕、生產、更年期等，出現賀爾蒙的轉變以及體質的變化。

9 壓力

除了自己感覺得到的壓力，令人意想不到的還有「幸福壓力」。

黑幕 ①

「氣候&人爲造成」的冰冷
你爲什麼會四肢冰冷呢？

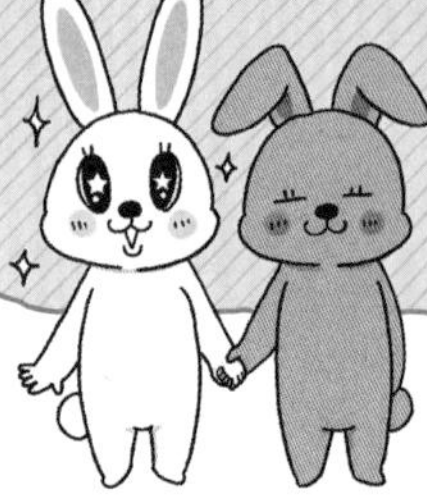

所有的血管皆由自律神經所支配。

比方說，不管該處為後腦勺、肺、肛門還是大腦，基本上都是在自律神經的指令下，將適量的血液送達每個地方。

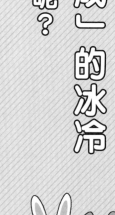

因為人類的血液量一直保持固定（約體重的13分之1，如果是體重60公斤的人，血液約有4.5公升），所以必須精準掌握不同部位的狀況，讓全身血

管時而擴張時而收縮，調整身體各處的血液循環。

舉例來說，應該很多人都知道，容易手腳冰冷與自律神經有著密切關係。

容易手腳冰冷並不是生病了，然而這卻是一種用盡各種處置方法還是很難改善、不容易治好的症狀之一。

但是從自律神經的結構來思考，在天氣冷冽的寒冬裡，手腳末端變冰冷是再正常不過的事。

因為自律神經會優先使血液集中到攸關大腦及生命的內臟部分，而不會送至手腳，畢竟沒了手腳也不會喪命。所以當冬天戶外寒冷時，會讓交感神經處於優勢，以免體內的溫度流失。

反之，在夏季戶外天氣炎熱時，為了讓體內的熱度向外發散，末端的血管會被設定成打開的狀態。所以在夏天酷熱天氣下，副交感神經將處於優勢。

但要是這時候突然從屋外進入開著冷氣的室內，會發生什麼情形呢？

大腦會不知道應該以「熱」或「冷」為優先來設定末端的血管，於是自律神經會產生混亂。

尤其是女性，例如待在冷氣房裡，從外部以人為方式加以冷卻的話，手腳末端的血管容易收縮，不僅會出現手腳冰冷的問題，還會引發臉部浮腫等麻煩事。

再加上女性雙手雙腳的肌力比男性差，肌肉內產熱的能力也較弱，所以在構造上來說，女性才會比男性更「怕冷」。

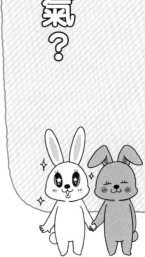

比起暖氣，自律神經更受不了冷氣？

話說回來，從冷吱吱的屋外進到開著暖氣的室內，又會發生什麼情形呢？這時候自律神經其實不太會混亂。

其理由有2點，首先人類從超過二十萬年前就在用「火」生活了。人類在極寒之冬會生火取暖，由這部分的DNA（過去的記憶）來看，自外部取暖的行為可說已經「習以為常」了。

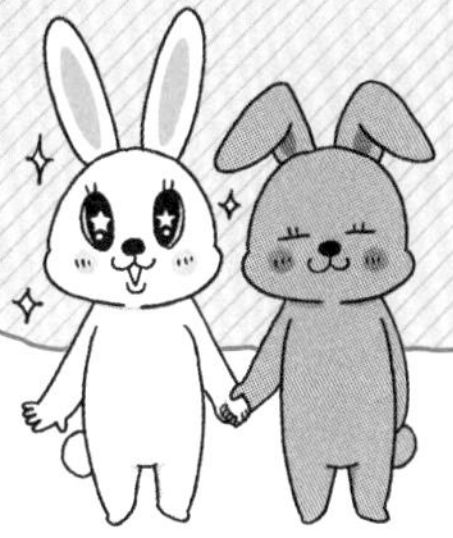

還有另一點理由，就是基本上自律神經從「副交感神經亢奮」的狀態轉移成「交感神經亢奮」的狀態下，比較會發生混亂。也就是說，自律神經從「暖」變「冷」比較容易失調。而自律神經在一開始就已經設定好一套原則，從「冷（交感神經位於優勢）」變「暖（副交感神經位於優勢）」反而會十分穩定。

回顧冷氣的歷史，尤其冷氣在日本人生活中開始普及，也不過才三、四十年的時間。對於人為造成的「冰冷」現象，自律神經還無法妥善因應也是合情合理之事。

當交感神經受到低溫（冷）刺激之後，末端的血管會收縮，容易感到壓力及不安，但是另一方面，多數人會變得積極活躍。尤其是位於北半球上方的氣候下，包含日本等國家，其實很容易使交感神經受到刺激。

反觀位於赤道正下方的那些國家，副交感神經會因為炎熱氣候受到刺激，使得末端的血管擴張，進入放鬆、休息模式，因此並不太適合積極主動的活動。

我們想像中的南國人民，都是處於休息、放鬆的模式，總是十分悠哉、不慌不忙、無所事事、不會你爭我奪，這種觀念未必是偏見。

畢竟南國的人們受氣候影響下，副交感神容易處於優勢，由這點來看，自然會發展成上述的生活方式。鄰近赤道的南方國家多數都屬於發展中國家，其原因若指向是受到自律神經的機制所影響，如此說來也許並不過分。

黑幕 2

「氣壓（氣象病）」自律神經因些微氣壓變化而產生混亂

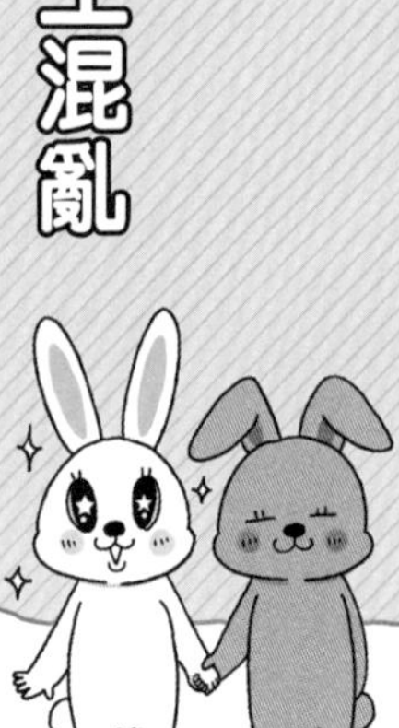

光是與十年前做比較，會發現現今的夏天明顯變熱，發生熱帶性低氣壓挾帶暴雨，以及雨量多且長時間降雨的機會變多了。

持續降雨加上氣壓低，代表空氣一直上升，所以地面上的空氣也會隨著這股上升力道微幅減少。這時候如果反過來處於高氣壓的話，氣流會下降，所以空氣會由上往下，地面上的空氣也會微幅變濃。

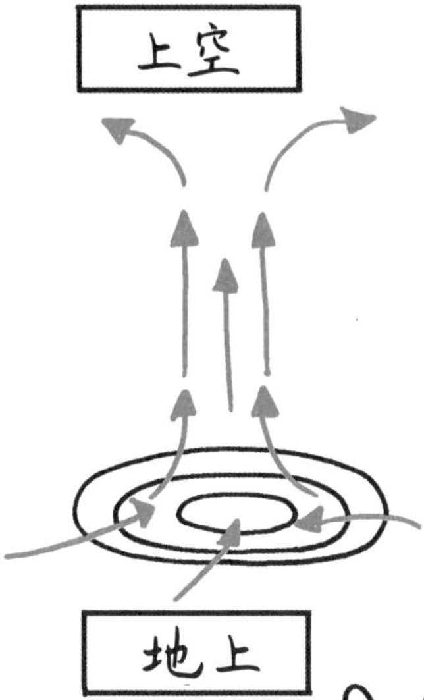

① 低氣壓下空氣會上升，地上的空氣會微幅減少，於是……

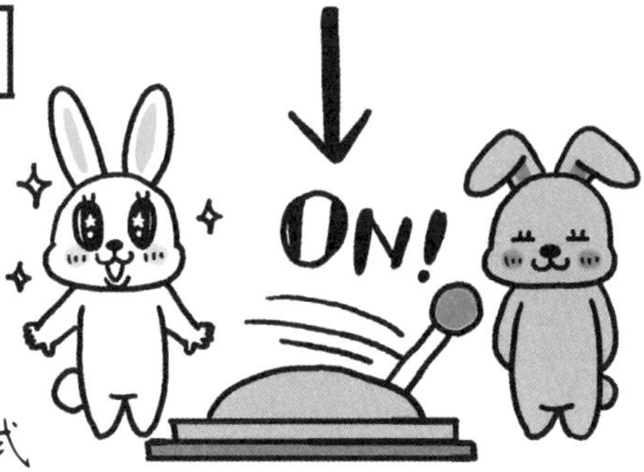

② 自律神經會有所察覺，於是槓桿會轉向副交感神經

③ 進入休息模式

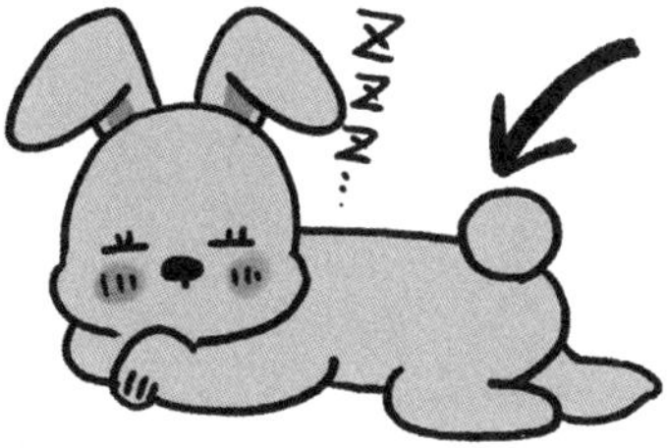

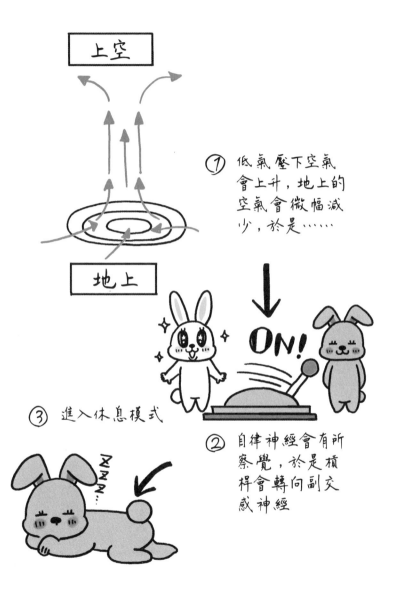

自律神經會經由呼吸，察覺到氧氣量少的情形，於是會將血管擴張，設法攝取更多的氧氣。因此一旦形成低氣壓，自律神經自然會啟動副交感神經進入休息、安靜的狀態，而不會啟動交感神經進入積極、活躍的狀態。

所以天氣不好的日子一多，人會一直犯懶或是提不起勁，就是因為這個緣故。想當然天氣好就會有精神，天氣不好就會沒精神，這種情形從自律神經的機制來看，都是很正常的現象。

每次低氣壓一接近，抱怨「關節很痛」、「過去開刀的地方陣陣作痛」、「開始肩膀痠痛及頭痛」，即所謂因「氣象病」纏身而來院所求診的人愈來愈多。

另外，也有很多人覺得喘不過氣，或是一整天憂鬱纏身等等，容易在心理層面出現影響。

對於最近經常耳聞的氣象病，雖然至今仍被視為原因不明，不過目前已有報告指出，發病的源頭就是來自於自律神經失調。此外，多數有氣象病的人，似乎都出現一種傾向，並非在低氣壓發生當下，反而容易在氣壓急劇下降，也就是「低氣壓接近時」發病。

尤其像是熱帶性低氣壓挾帶暴雨以及急劇的氣壓變化，日本人並不是很習慣。這七、八年來表示會自律神經失調的人不斷增加，說不定也和這類的氣候變化有關係。

自律神經有時還會藉由施加在耳朵上的壓力變化，推測出現在身處地點的氣壓，還會在耳朵深處的水分（淋巴液）循環起作用，使眩暈或耳鳴等情形時而增強時而減弱。

黑幕 ❸

「眼睛受到的刺激」你深夜裡是否還暴露在光線下？

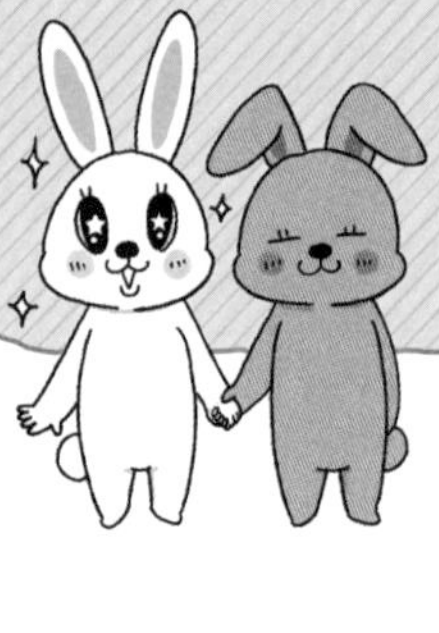

除了經耳朵感覺到氣壓的變化後，會引起眩暈及耳鳴的情形之外，我們的「眼睛」也會受到刺激而對自律神經產生作用。

「太陽沒有出來、外頭一片昏暗」

↓

「難不成天氣不好」

↓

「氣壓會不會也很低」

↓

「那就來使副交感神經處於優勢吧」

我們的身體也會像這樣，從眼睛看到的視覺將訊息傳送過來，作為判斷當時氣壓及時間等等的依據。

但在類似攝影棚或舞台等強烈光線（照明）多的地方，即便外頭陰暗下著雨，儘管處於低氣壓或深夜，交感神經還是會受到刺激而活躍起來。

本來深夜裡副交感神經應該處於優勢，卻因為強烈光線映入眼簾促使交感神經活躍起來，因此才會造成自律神經發生異常。例如，最常見的就是日夜顛倒的藝人們自律神經失調的例子，除了生活不規律之外，想必也是受到這類照明等來自視覺的刺激，才會造成影響。

生活在都市裡的人罹患自律神經失調的比例，往往高於住在農村地區的人，推測這點同樣也是受到光線（照明）的影響。畢竟市區有許多街燈，還有眾多24小時營業的商店，所以縱使到了晚上，交感神經還是容易被迫受到刺激。

因為來自眼睛的刺激，晝夜節律（生理時鐘）的系統很多時候都不知道該順應白天或晚上，因此自律神經才容易失調。

不管是工作、遊樂或生活，只要不是特殊行業的人，開始會在大半夜還活蹦亂跳的人，真的是近幾年屢見不怪的事。

甚至在世界各國、先進國家的都會區，直到四、五十年前，也幾乎沒有營業到深夜的店家或工作到三更半夜的人。但是現在許多系統已經變成24小時的體制，因此管理這些系統的作業，以及從事這些作業的人與工作也必然會增加，工作過重以及生活不規律的人與日俱增，這種情形和昭和時代根本無可比擬。

就在這短短四、五十年間，我們正面臨現在人類有史以來的初體驗——總而言之，我們可說正在嘗試做許多違逆自律神經系統的行為。

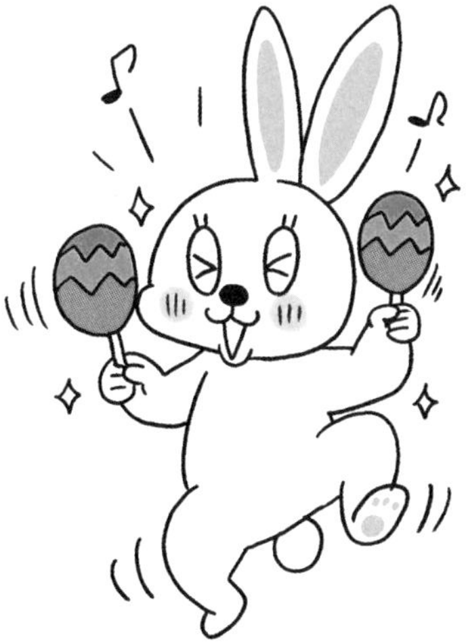

黑幕 4

「肌力不足」多留意雙腳與腹部的肌肉量

除了耳朵以及眼睛受到的刺激之外，**肌力不足也容易引發自律神經失調**。

當體重因肥胖而增加，小腿肚經常處於受壓縮的狀態之下，腓腸肌所形成的循環作用就會變差，血液和淋巴液將會變得很難回到上半身。除此之外，過度缺乏運動，譬如不走路、不活動的話，小腿肚的肌肉會變硬，還會喪失柔軟度，因此雙腳的血液與淋巴液更難循環流動。

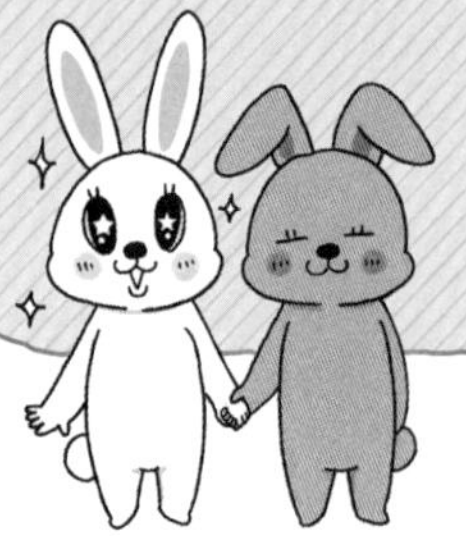

而且不只是雙腳的肌肉會造成影響，再加上橫膈膜肌力減退，有時恐引發自律神經失調。

橫隔模是呼吸時會使用到的肌肉，與自律神經有著密切關係。將呼吸的結構細分之後就會發現，吸氣時會使用到所謂肋間外肌這塊肋骨的肌肉。且吸氣時須靠交感神經才能活動肋間外肌，因此交感神經會處於優勢。

吐氣時會使用到的是橫膈膜，就是吃燒肉會吃到的橫膈膜部位。而吐氣時須靠副交感神經才能活動橫膈膜，所以副交感神經會處於優勢。**像是平時呼吸淺的人、猛然會發現正在停止呼吸的人、打電腦的當下會氣若游絲的人都要注意，這些就是橫膈膜的肌力減弱的現象。**

與橫膈膜相關的神經，除了膈神經，也就是從頸部第3～5節頸椎延伸而出的神經之外，還有迷走神經這種從延腦延伸而出，堪稱副交感神經的「老大」在支配著。

當橫膈膜大幅活動時，副交感神經就會通過迷走神經而受到刺激。一旦橫膈膜的肌力衰退，便很難開啟副交感神經的開關。藉由提升橫膈膜的肌力，若能夠像敲響寺廟大鐘一樣，在呼吸時大力晃動於橫膈膜中貫穿的迷走神經，就能從迷走神經反向推進，最終副交感神經就會受到刺激，才容易調整自律神經保持平衡。

簡單解釋的話，就是為了調整自律神經，須刻意拉長吐氣的時間，藉此將可有效提升橫膈膜的肌力。此外，不管在吸氣或吐氣的時候，都要將注意力放在腹部（橫膈膜），大幅度地前後活動。

藉由這些方式，副交感神經會受到刺激，鍛鍊到橫膈膜的肌力。橫膈膜的肌力改善後，副交感神經也會容易發揮作用，使自律神經保持平衡。

黑幕5

「長時間工作」看似「生活充實」，但背地裡哭泣的是自律神經

有些人乍看之下總是看起來很忙碌，工作上也很有成就感，在旁人眼裡是非常充實的模樣，但是卻突然「宛如風中之燭」，身心同時崩潰的人數不勝數。

其實看似充實的忙碌生活以及長時間工作的背後，卻潛藏著無形的壓力，還會因交感神經過度亢奮造成自律神經失調。無論再忙碌、工作時間再長，「有工作做」對於某些人來說，的確算得上是一種精神安定劑，但是當

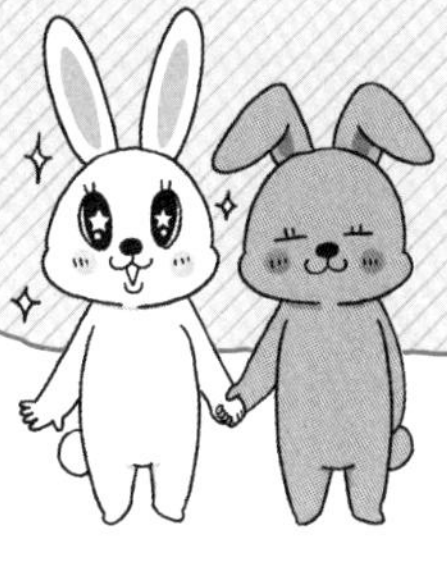

這些壓力以及交感神經亢奮的情形太過頭，遠超出一個人的限度或容許範圍的話，在表面下自律神經將會逐漸開始失去平衡。

前面章節也提過，因為交感神經就構造來說，原本就無法長時間使用。某些時候便需要說「NO」的勇氣，或是勇於「減少工作」，有時必須提起勇氣毅然決然「做出改變」。如果無法好好辨別這個時機點，有些人的思緒或是身體就會突然停頓下來，完全就像斷路器跳電一樣。假使身體像這樣突如其來地出狀況了，過去一直頑強壓抑自己不說「NO」、不「減少工作」、不「做出改變」的人，也勢必不得不這麼做、必須這麼做不可了。

把對公司或上司的滿心不悅，與身體全搞壞一事放在天平上衡量，肯定是自己的身體比較重要。一旦自律神經失去平衡，接下來要恢復正常並非容易之事。有時必須將努力即為美德這種觀念拋在腦後才行。

要是自律神經真的失去平衡，除了身體會不適之外，甚至時常會演變成心因精神性疼痛症這類原因不明的疾病，也可能進展成名符其實的憂鬱症。

這種時候希望大家在日常生活中要好好靜養，盡可能不要勉強自己，以修正軌道。

黑幕 6

「咬緊牙根」所有不適均來自於無意識的習慣

沒想到自己無意識的「習慣」，有時也會擾亂自律神經吧？

經常咬緊牙根，引發自律神經失調的例子其實並不在少數。咬緊牙根之後，所謂的咬肌，也就是用來咀嚼的肌肉，與側頭肌會時常受到刺激，異常肌肉緊繃的信號就會傳達至大腦。如此一來，將演變成交感神經過度亢奮的情形。

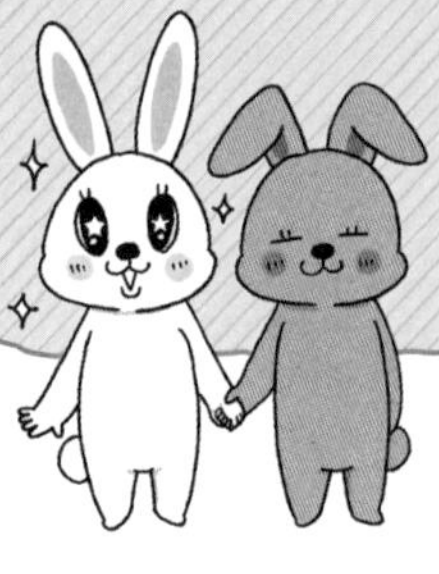

當事人並不會自覺自己正在咬緊牙根，所以很多人都很難發現這種情形，但是這會形成所有不定愁訴症的源頭，除了會自律神經失調，還會有慢性頭痛、肩膀痠痛、眩暈及耳鳴。另有數據顯示，抱怨下巴不舒服的人在近十幾年來甚至增加了10幾倍，如今潛在的患者人數竟然每2名日本人中就有1人。

下巴是人體當中最常使用的關節，據說一個人每天會開闔下巴超過二千次，時常在活動。

除了咀嚼、說話、吃東西、喝東西、打哈欠之外，還有開始做動作以及拿取物品時、移動物品時，甚至於睡眠期間或是打呼等等，所有狀況下都一直在使用下巴。只要咬緊牙根，加諸在牙根上的負荷就會高達50公斤左右，力量真的非常之大。

罹患慢性頭痛或是會肩膀痠痛的人當中，很多人都有咬緊牙根的習慣卻毫無自覺，其實造成這種情形有兩個原因。

因為只要咬緊牙根，除了下巴還有頭部側邊肌肉都會緊繃。如此一來，與這部分相連結，從頭頂至後腦勺，再從後腦勺到頸部，接著從頸部↓肩膀↓背部，於是自下巴開始接連下去直到身體後側所有的肌肉，都會收縮起來。

還有另外一個原因，就是咬緊牙根後交感神經會處於優勢，這樣位於肩膀及背部的血管會收縮，而且肌肉內的血液循環會變差。

一旦血液循環變差，應該排出的老廢物質將無法循環，而且肌肉內的氧氣會不足。所以血液循環不佳，不僅會對肩膀及背部造成影響，還會造成全身每一個地方疼痛以及無力感。

平日總是不知不覺咬緊牙根的話，還會對顳顎關節造成負擔，因此說不定有一天下巴名為關節盤這個像軟骨一樣的組織，將發生變形或損傷。進一步惡化下去的話，甚至還有可能發展成顳顎關節障礙症，隨之將出現嘴巴打不開、張口即會劇烈疼痛的情形。

無論有沒有自覺，總是習慣會在不知不覺中咬緊牙根的人，切記平時要經常提醒自己避免咬緊牙根。

黑幕 7

「快食」讓腸胃吃盡苦頭的「商務午餐」

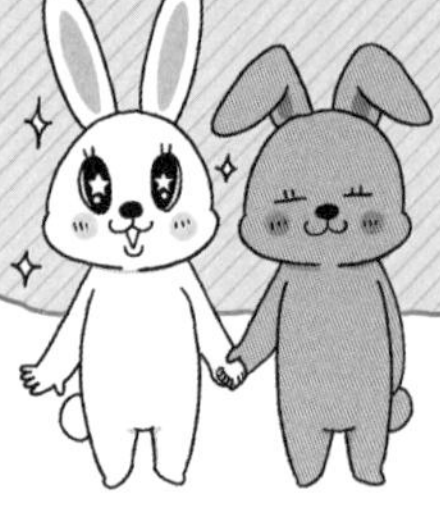

用餐的時候，自律神經會自動進入副交感神經的模式。

身體吃東西就會自行切換至副交感神經的理由，其實非常簡單而且單純。

這是因為包含食道、胃、小腸、大腸在內，用來分泌消化液的各個臟器，必須是副交感神經處於優勢才會運作。

當副交感神經因為飲食的關係處於優勢之後，消化時一定會運用到的所

有內臟便會積極發揮作用。反之，當交感神經佔優勢的當下，內臟的運作就會下降至最低限度。一整天下來有大半時間都是在交感神經亢奮下度過，在這當中的午餐時刻，可是唯一會啟動副交感神經的寶貴時間。但在副交感神經如此重要的時刻裡，卻有一個陷阱在等待大家，就是「快食」。

似乎很多人都會因為忙碌、沒時間這些理由，扒幾口立食蕎麥麵快速解決一餐。而且很多人明明沒那麼趕，卻不自覺受到平時的生活習慣影響而快食。

難得以副交感神經為優先的寶貴的時間卻快食的話，就會從「慌張、焦急、匆忙」的模式，以交感神經的運作為優先。結果不僅消化、吸收食物的運作會遲緩，還會對腸胃及其他各個臟器造成多餘的負擔。

相信很多人都知道，胃的消化液（胃酸）屬於強力液體。這種胃酸與保護胃的黏膜，類似水和油的關係，只要黏液的膜緊貼在胃壁上，強酸的消化液便不會直接接觸到胃壁。

胃的黏液非常重要，當副交感神經啟動，黏液量就一定會增加，一旦交感神經啟動，分泌量便會減少。因為交感神經亢奮時，胃會認定「反正不會有任何食物進入」，所以會盡可能將胃的黏液量加以稀釋。

但是這時候若以忙碌為理由，像是邊開車邊吃飯，或是在開會情緒高漲下用餐的話會如何呢？光是在這些情形下胃黏液就已經很難分泌出來了，再加上食物大量進入胃裡，於是此時便會因自己分泌出來的強力胃酸，在胃壁上造成類似灼傷的情形。

因此，不管在哪個時間點用餐，都希望大家可以在情緒平靜的狀態下進食。以健康的觀點來看，例如完全進入工作模式下的「午餐會議」，本身就是一種會造成胃部負擔的危險行為。

話雖如此，工作時在匆忙之中吃午餐的人應該很多，所以**至少在午餐前一刻，應閉上眼睛，做2～3次深呼吸，稍微讓副交感神經處於優勢後再用餐。**

進行午餐會議時也是一樣，在餐點上桌前，建議與會的所有人都要抽時間深呼吸一下，有時候說不定會緩解現場的緊張氣氛，出現與健康有關的共通話題，萌生出夥伴意識。

黑幕 8

「女性賀爾蒙」
「賀爾蒙」與「自律神經」乃命運共同體

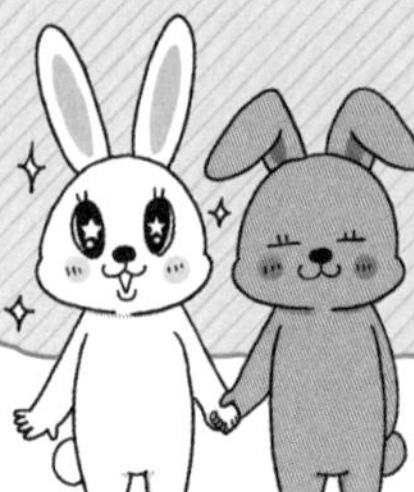

女性的話，會因為賀爾蒙的平衡發生變化，導致自律神經出亂子。對女性而言，若說自律神經與賀爾蒙平衡是「平行線」，實不為過。只要一方出問題，另一方也會有異常，二者具有這般的相互作用。

賀爾蒙為數眾多，但是其中與自律神經關係密切的一種賀爾蒙，就是「雌激素」，相信很多人都聽過這個名詞。會擾亂自律神經最具代表性的一個原因，就是更年期時雌激素分泌減少。

隨著年齡增長，即便身體再健康，賀爾蒙數值還是會下降。與其說這種現象屬於老化，更應該說這正代表上了年紀了。但是經身體檢查後就算雌激素的數值本身並不會太低，有些人還是會受到這部分很大的影響。

由於年齡的關係自然而然賀爾蒙會失調，與此同時自律神經失去平衡的現象，其實一點也不罕見。**這是因為掌控賀爾蒙的「腦下垂體」，與掌控自律神經的「下視丘」，在構造上彼此相鄰，形成無法避免相互影響的關係。**通常下視丘與腦下垂體，會通過血液及神經，交換雙方的訊息及指令。

此外，神經的運作可用物理性的方式測量，以電信號的電位來表示。某部位發生異常時，當下會像警報一樣產生電位，在相鄰的地方引發混亂或故障現象。

舉例來說，心臟不舒服時左側背部會痛，肝臟不舒服時右肩及腰會痛。雖然實際上會出現疼痛的地方都很正常，可是從不適部位發出的警報，卻在另一處正常的部位出現這些症狀，這種情形便稱作關聯痛或放射痛，所以希望大家要能理解，下視丘與腦下垂體就類似這種關係。

假如下視丘與腦下垂體二者位於不相鄰的地方，會出現什麼情形呢？說不定賀爾蒙失調時，自律神經就不會出狀況了。但就因為它們彼此相鄰，只要賀爾蒙失調，自律神經就會出問題，反之，自律神經出問題後，也就會影響到賀爾蒙的平衡。

但是，假設賀爾蒙不平衡會導致自律神經失調的話，反過來藉由調整自律神經保持平衡，使賀爾蒙恢復平衡也並非不可能的事。所以參考本書教大家的「兔子跳跳操」，就可以同時調整自律神經，並且讓賀爾蒙維持平衡了。

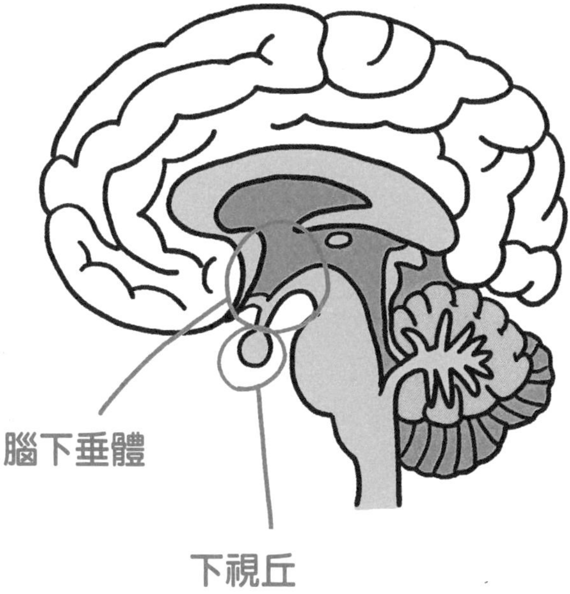
腦下垂體
下視丘

黑幕 9

「壓力」
沒想到「幸福壓力」也是原因之一

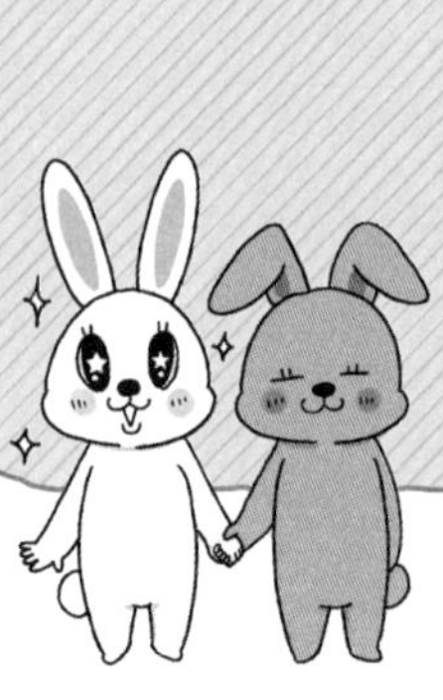

諸如環境或氣候等造成的影響、身體虛寒、肥胖、缺乏運動、街道上的照明、過勞、生活不規律、失眠、賀爾蒙異常、生產導致的體質變化、手腳末梢血管緊閉、小腿肚血液循環變差，還有橫膈膜肌力衰退等等，大家都已經知道影響自律神經失調的原因，存在許許多多的「黑幕」。

但在本書開頭早就告訴過大家，自律神經會失調最主要的原因，還是來自於精神上的壓力。

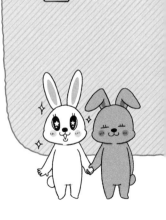

所屬團體或公司內的人際關係帶來的壓力、解決不了的家庭問題、對未來過度憂心、匆忙、焦躁、期限、外在的壓力等等，像這些在精神上會受到劇烈動搖的突發事件，也就是交感神經會遭受強烈刺激的狀態，自律神經最容易嚴重失去平衡。

但是一般提到的「壓力」，大致會讓人聯想到內心痛苦的事，例如自己討厭的事、煩心事、想逃避的事等等，只是未必只有這些事才會形成壓力。

因為自認很幸福的事情當中，有些也會造成壓力。比方說戀愛初期或是約會時會緊張、還會顧慮彼此的新婚生活、生產、育兒、擁有自己夢想中的房子、搬新家、旅行、觀賞電影或運動比賽時的興奮心情，這些都會強烈刺激交感神經。

例如旅行返家後，明明旅行是件很快樂的事，但是回家後全身虛脫的感覺卻莫名奇妙持續了1週之久，這些現象都是交感神經過度緊張才會出現的反作用力。其他像是出席派對或宴會、身處於團體活動之中的時候，還有時常集會以及很多人聚在一起時，同樣會使交感神經受到刺激，自律神經會感到緊張。

在交感神經適度受刺激的狀態下，諸如從事興趣或專心致志而情緒高漲，還有埋首於熱愛的工作之中時，交感神經會發揮「理想表現」，充滿積極、活躍的能量。此時自律神經會呈現取得平衡、充滿活力的狀態。

但是當這種情形一路進展超出限度的話，交感神經會過度運作，就算是再熱愛的事物，大腦及身體也會將此判斷成壓力。所以在這種反作用力下，有可能從隔天開始，副交感神經會變得過度亢奮，就像旅行返家後，會持續出現全身無力還有疲勞的感覺。

總而言之，不只有會造成精神緊繃的事情，以及難受的事情會形成壓力，即便是自己一直認為很幸福的事情，當交感神經過度運作的時候，自律神經就會失衡。

就算你覺得「明明現在的自己毫無壓力！」、「明明過去一直想要的東西終於到手了！」卻還是持續出現不明原因的身體不適，或是會莫名感到不安的時候，其實有充足理由可以推測是自律神經已經悄悄失去平衡了。

第 3 章

爲什麼單靠「兔子跳跳操」就能調整自律神經？

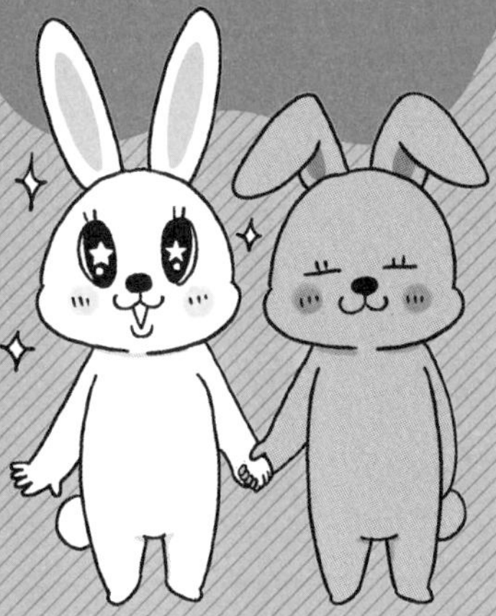

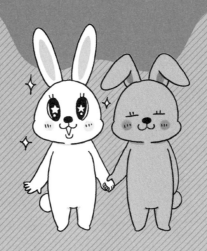

脊椎與自律神經關係密切

本書要介紹的「兔子跳跳操」，就是利用下述方法調整自律神經保持平衡。

①調正脊椎，以整頓「大腦」與「末端」的交通網

②動動手腳由內產熱，從「末端」打開副交感神經的開關

③有節奏地跳躍可使身體分泌血清素

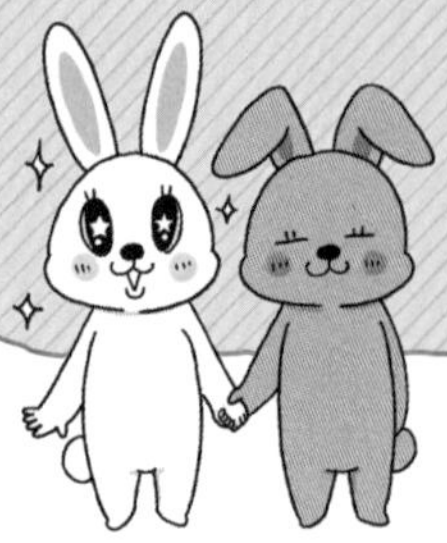

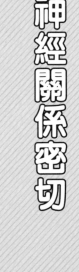

首先來說明一下方法①的「調整脊椎藉此整頓『大腦』與『末端』的交通網」。

自律神經的運作，分成交感神經與副交感神經兩大部分，這方面如第一章所述。接下來在本章節，將針對這些神經的「通道」為大家做介紹。

來自交感神經的指令傳遞，會通過名為「交感神經鍊」這種特殊的地方。所謂的交感神經鍊，如同自律神經通過的高速公路一樣。這個交感神經鍊會成為大腦與末端的中繼點，自律神經來自大腦的指令，會暫時進入這個交感神經鍊，接著經過名為自律神經節的中繼中心，再各自前往目的地。假設交感神經鍊是類似高速公路或國道這樣長長的直線道路，也許自律神經節就像是高速公路的收費站或是服務區一樣。

究竟這些交感神經鍊及自律神經節，與脊椎存在怎樣的關係呢？

交感神經鍊是分別沿著脊椎左右兩側，從頭的根部至尾骨形成長長的神經線。

而自律神經節則是和脊椎數量幾乎相同的中繼中心，分別緊貼在各節脊椎的左右。

脊椎歪斜或彎曲的人，交感神經鍊及自律神經節也會被迫拉扯或壓縮，因此大腦與末端的訊息將無法順利傳達，當脊椎彎曲的角度愈大，自律神經也就愈容易失去平衡。

另一方面，來自副交感神經的指令，會通過位於脊椎當中的脊髓，因此和交感神經一樣，脊椎歪斜或彎曲的人，副交感神經也會隨之變得難以發揮作用。

脊椎的斷面
示意圖

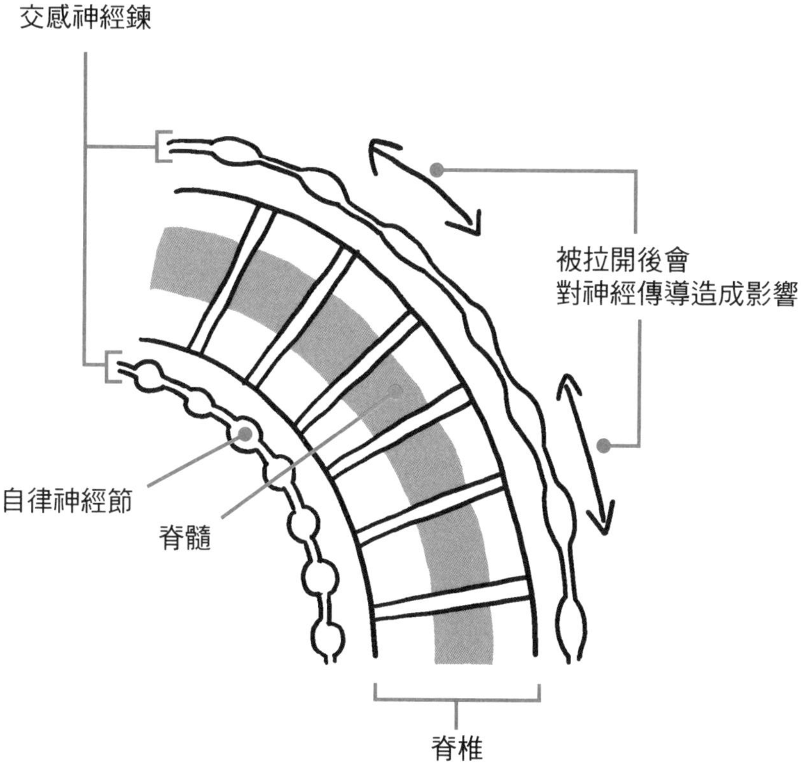
交感神經鍊
被拉開後會
對神經傳導造成影響
自律神經節
脊髓
脊椎

矯正脊椎的歪斜，讓交感神經鍊及脊髓不會被迫拉扯或壓縮之後，便容易將訊息從大腦傳遞至末端，自律神經才容易運作。

只要將大腦與末端的交通網整頓好，不僅自律神經，包含支配全身的所有神經（活動手臂及腳部的運動神經，感覺冷、熱、癢、痛以及觸覺等等的感覺神經）也都能正常發揮功能。

甚至於運動能力會提升、不易感到不明原因的疼痛或搔癢感，進一步獲得加乘效果並能解決身體不適的問題。

這就是調整脊椎後，便容易調整自律神經保持平衡的機制。而且只要使自律神經維持平衡，所有的不安以及不適症狀就不容易感覺到了。

由四肢及血管末端打開溫熱的開關

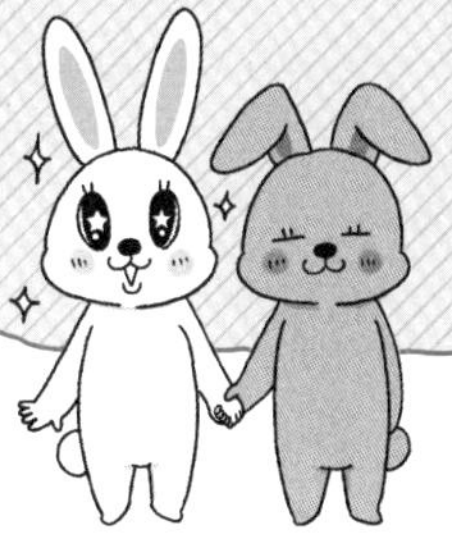

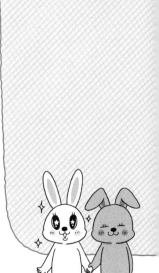

藉由「兔子跳跳操」調整自律神經的原理，就是方法②要提到的「從『末端』打開副交感神經的開關」。

屬於交感神經時常運作的人，無論副交感神經如何處於優勢，例如就算泡在溫水裡，或是做岩盤浴溫熱身體，嘗試各種放鬆法徹底休息療癒身心，手腳末端的血管卻還是沒來由地無法張開。這是因為平日受交感神經支配的時間實在過長，所以末端血管才會養成完全「緊閉的習慣」。

就像這樣，當末端血管出現機能不佳的情形，或是原本就有問題的時候，縱使從大腦下達正確指令，要求「現在副交感神經須處於優勢！要將末端血管張開！」血管本身還是無法履行這個命令，於是自律神經會產生混亂，副交感神經會難以運作。

在這樣的情形下，若能利用某些方法，使末端血管好好張開的話，內外側的溝通也會更順暢，副交感神經才容易啟動。再稍微詳細說明的話，就是要先改善末端的血液循環，加上這方面的外在刺激之後，大腦在這些刺激的影響下，會將信號送至副交感神經，使副交感神經處於優勢。接收到這個信號之後，槓桿將切換至副交感神經，實際引發副交感神經處於優勢的現象。

這種手法是從末端至大腦促進各種身體運作的調節，並再次調整保持平衡，即所謂「逆向解決問題」。本書要介紹的「兔子跳跳操」，正是利用了這套理論，除此之外，按摩指甲、乾布摩擦、足湯以及腹式呼吸等方法，也都是相同的原理。

末端的血管原本就具有一種機制，就是活動時會比在靜止下的狀態更容易打開。所以相較於泡澡或是用暖暖包等「由外」溫熱的方式，稍微動動手腳「由內」產熱的話，血管才會迅速張開。

就我所知，至今最符合常理，手腳末端的血管會迅速打開的動作，除了「兔子跳跳操」別無其他。

透過跳躍的動作，會使用到平時沒有在動的肌肉，或是很少使用到的肌肉，全身的血液循環便能因此改善，讓氧氣和養分運送至身體的每個角落。而且當全身血液循環改善之後，引發疼痛及僵硬的老廢物質（乳酸及丙酮酸等等）才容易排出體外，還能同時消除肩膀痠痛以及腰痛等等的疼痛現象。

跳一跳就會分泌出「天然的精神鎮定劑」

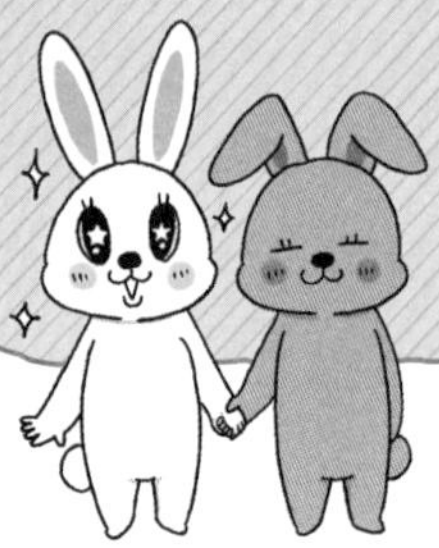

藉由「兔子跳跳操」調整自律神經的原理之方法③，就是「跳一跳就會分泌出『天然的精神鎮定劑』」。

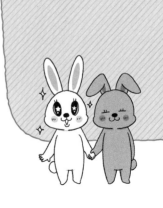

據說神經傳導物質超過一百種以上，當中有一種名為血清素的物質。血清素除了會對血管及大腸等處的運作起作用之外，傳聞還能減輕精神上的不安，具有預防失眠及憂鬱症等等的功效。大家都知道，想要避免血清素不足，必須每天早睡早起、曬太陽、深呼吸、攝取色胺酸這類的營養等等，不過目

前也發現藉由規律的運動或是反覆的動作，也能促使這種血清素分泌出來。

過去曾有報告指出，最具代表性的運動包含散步、跑步、深蹲以及階梯踏板有氧運動等，聽說做了這些運動之後，血清素會從腦幹（縫核）這個地方分泌更多出來。而且研究已經發現，當這些運動或是動作愈單調，血清素將會分泌得愈多。

另外，還有一個重點可以更進一步促使血清素分泌出來，就是「專心狀態」。**無論是規律的運動或是反覆的動作，最好能夠在「專心狀態」下完成最好。**研究便發現，譬如在室外時視覺或聽覺會受到刺激，或是遇到朋友或某些人導致「專心狀態」被打亂的話，血清素的分泌量也會減少。

出門散步或跑步的時候，恐怕很難不和任何人擦身而過，完全不受到任何刺激保持「專心狀態」。

但是只需要待在屋裡跳一跳就行的「兔子跳跳操」，想必很容易在家裡保持專心狀態下進行。不但沒必要擔心紅綠燈或車輛的問題，也不需要換衣服做外出的準備。想做的時候隨時都能做，既不會遇到任何人，更無須在意其他人，就能獨自一人安靜且專心地進行。

而且過於激烈的運動，會不知不覺使交感神經過度亢奮，正腎上腺素的作用還可能增強，然而像「兔子跳跳操」這樣只需要跳一跳的輕度運動，誠如方才所言，運動後副交感神經反而容易亢奮，而且透過單調有規律的運動使血清素分泌出來之後，這時腦波會出現 α 波，也就是會呈現「療癒」的狀態。

我想現在大家應該已經了解，「兔子跳跳操」是一種非常有效的方法，能夠輕鬆自在又舒服地調整脊椎，藉此對自律神經發揮作用了。

接下來終於要在下一章，好好來了解一下怎麼做「兔子跳跳操」囉！

第 4 章

快來試試兔子跳跳操

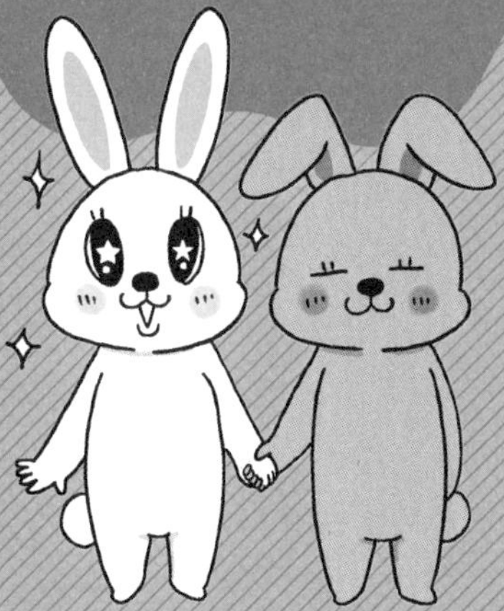

跳躍時「腳的方向」要適合自己

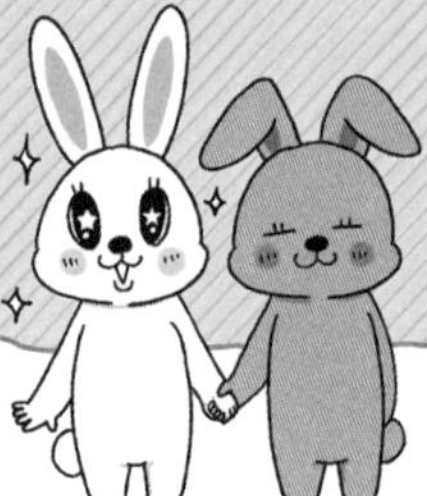

兔子跳跳操會隨著骨盆的歪斜改變腳的方向，當場跳一跳就能保養自律神經。大致上可從兩大重點判斷出每個人骨盆歪斜的情形，接著再從6種「腳的方向」，選出適合自己的做法。

①你是左腳短還是右腳短？找出左右腳的哪一隻腳比較短。
藉此就能知道骨盆「往哪一側傾倒」。

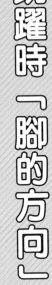

②你是左骨盆外擴還是右骨盆外擴？找出左右骨盆的哪一側外擴。藉此就能知道骨盆「往哪一側歪斜」。

為什麼要判斷這兩點，接著就來為大家稍微說明一下。

兔子跳跳操等同在保養自律神經，藉由調整脊椎改善自律神經失調的問題。但是脊椎的部分，單靠調整脊椎還是無法矯正。想要矯正脊椎，其實必須從「骨盆」開始進行調整。這是因為骨盆的起始點在薦骨，當薦骨歪斜，脊椎就會受到影響。

一旦骨盆錯位，包含位於骨盆中心的薦骨，也會隨之傾斜。由於起始點原本就已經傾斜了，想當然脊椎也會朝著不正的方向發展。

在脊椎不正的狀態下，上半身會因重力而朝著某一側傾倒，所以腰椎會彎曲，企圖藉此讓上半身回到原本的位置。但在頭部重量的影響下，接著又會和剛才的腰椎呈反方向倒下去，於是進而彎曲胸椎，又想藉此使上半身回到原本的位置。

演變至此，以物理的角度來說，再也沒必要擔心上半身要倒向哪一側了，只是頭部的重量還是會讓人有些不放心。因此會再次彎曲頸椎（頸部的骨頭），稍微讓頭部靠近中心軸，利用這種方式設法使軀幹保持垂直，盡量避免偏向任何一側。

於是乎，脊椎才會出現歪斜及彎曲。所以說脊椎會歪斜及彎曲，並不是脊椎本身出問題，而是因為骨盆傾斜才會造成如此現象。這就是身體歪斜的根本原因，歸根究底是骨盆造成的。

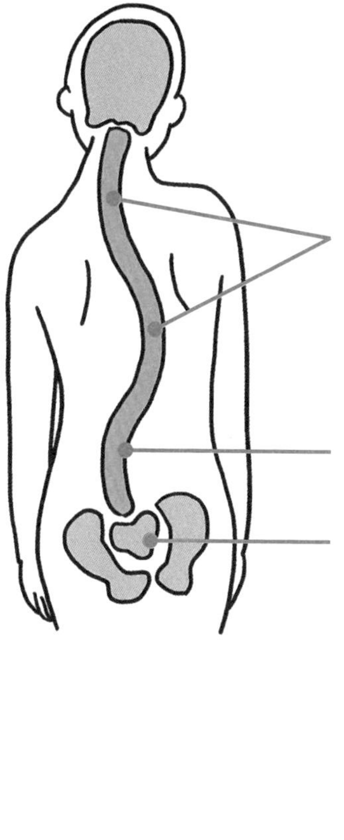
彎曲脊椎抵抗重力
才能支撐身體
脊椎一開始就歪了
薦骨已經是不正的狀態

用這個方法找出骨盆的「歪斜」

做兔子跳跳操的時候，會從2個重點判斷出骨盆歪斜的情形。其中一個判斷重點是「左右腳的長度」。

骨盆歪斜的人，左右腳的長度也會隨之產生變化。可是腳的長度本來就不一樣吧？事實並非如此，絕大多數的人，大家雙腳的長度都是一樣的。正確來說，是因為骨盆錯位了，所以左右腳的長度才會看起來不一樣。

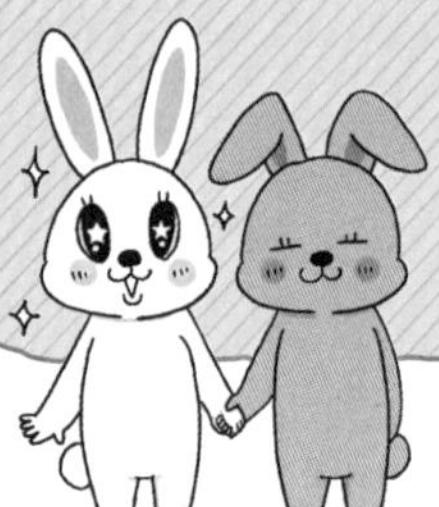

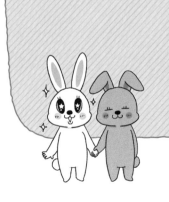

請大家觀察一下平時常穿的鞋子底部，左右腳是不是有某一側磨損得比較厲害？如果是這樣的話，約有80％的準確率說明磨損的那一側腳變短了。舉例來說，右腳變短（看起來變短）的人，顯示右側的骨盆向後方傾斜了。所以才說，左右腳的長度會出現差距，是因為骨盆傾斜的關係。

參考圖示（第99頁）從側邊觀察骨盆即可發現，雙腳的根部是位在比骨盆中心稍微前側一點的地方。所謂骨盆向後傾倒的狀態，大家不妨想像成駝背的樣子。骨盆向後傾倒稱作「骨盆後傾」，這樣一來，雙腳根部的位置會稍微往上移動，因此會變成比另一邊的腳還要短的狀態。

● 骨盆後傾的話，腳的根部位置會稍微往上移動，因此腳會變短。

● 骨盆前傾的話，腳的根部位置會稍微向下移動，因此腳會變長。

舉例來說，右腳短的人，右側骨盆會比左側骨盆後傾。為了從這種左右腳長度不同的現象，調整骨盆歪斜不一致的情形，才要改變腳的位置。這便是兔子跳跳操的關鍵所在。

將腳往前伸，骨盆就會後傾，把腳向後拉，骨盆就會前傾。

兔子跳跳操的原則就是運用了這個原理，將較短的那一隻腳，稍微往後拉超過另一邊的腳。將腳稍微往後拉之後，原本後傾的骨盆就會稍微前傾，使左右骨盆一致，這就是最終的目的。

接下來在這時候還須注意一點，要針對骨盆「外擴」造成的錯位因時制宜。

從側邊觀察骨盆的示意圖

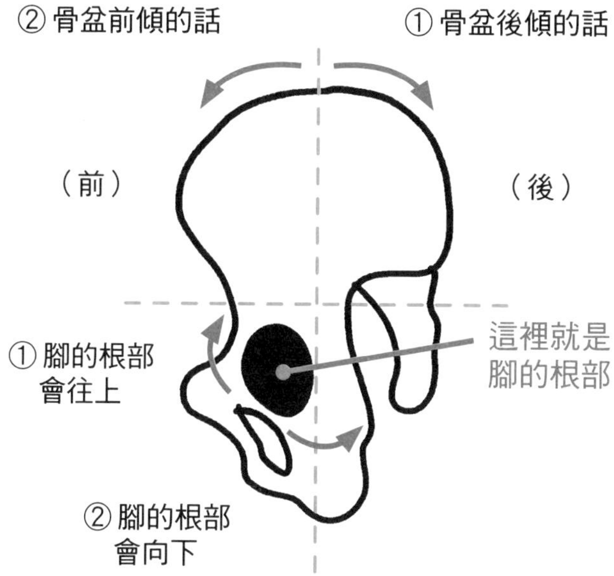

辨識骨盆的「外擴」

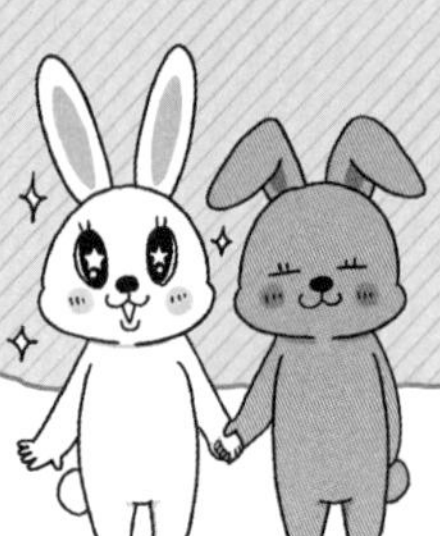

兔子跳跳操的關鍵步驟2，也是決定哪一種腳的方向會適合你的第二個重點，就是骨盆的「外擴」。骨盆外擴的原因千百種，包含生產、姿勢不良、肌力不足、體重長時間落在左側或右側等等。

一旦骨盆外擴，內臟的位置就會下移，導致腹部凸出，還會引發婦科疾病，甚至會因為姿勢惡化使得腰痛及O型腿愈來愈嚴重等等，造成身體出現各種不適。

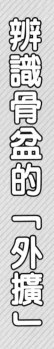

本書想要告訴大家的是，所謂會導致身體不適的骨盆「外擴」，是指骨盆的後端，也就是髂骨外擴了。

骨盆是由薦骨與髖骨（髖骨、恥骨、坐骨）所組成，偏臀部一側的髖骨比以前外擴的話，就會產生問題。

而兔子跳跳操，就是要教大家如何矯正外擴，使骨盆的後側合起來。**原則上來說，無論左右哪一側，或者兩側骨盆後方都外擴的話，便要將外擴那一側的腳尖向外打開。**將腳尖往外打開之後，骨盆後方外擴的部位就會合起來，與另一側的骨盆保持平衡，將骨盆左右外擴的情形矯正過來。

①辨識左右腳長度的差異，將較短的那隻腳稍微往後拉。
②辨識哪一側骨盆的後端外擴，外擴的那一側要將腳尖向外打開。

這就是為你量身設計用來做兔子跳跳操時，判斷雙腳位置的方法。讓左右骨盆位置一致後再不斷跳躍……。只要跳個30秒，用來固定骨盆的肌肉及韌帶就會牢牢記住，在新的位置固定下來。現在讓我們馬上開始，找出你專屬的兔子跳跳操吧！

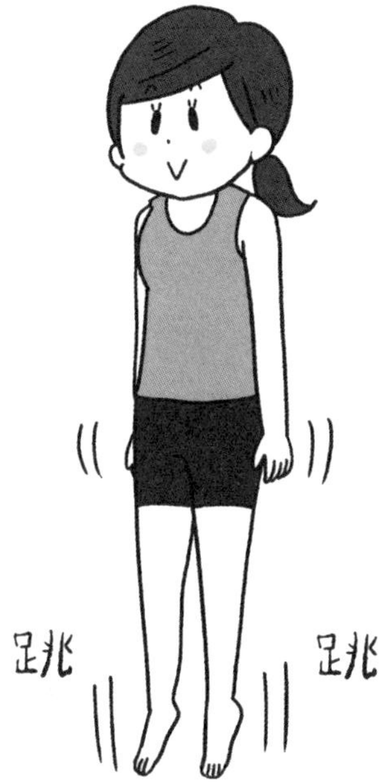
跳
跳

兔子跳跳操是
隨著你骨盆歪斜的狀態，
採用「專爲你設計的腳的方向」，
再上下跳躍的體操。
參考2大重點找出
適合你的腳的方向，
看看你是屬於
下述6種類型當中的哪一種？

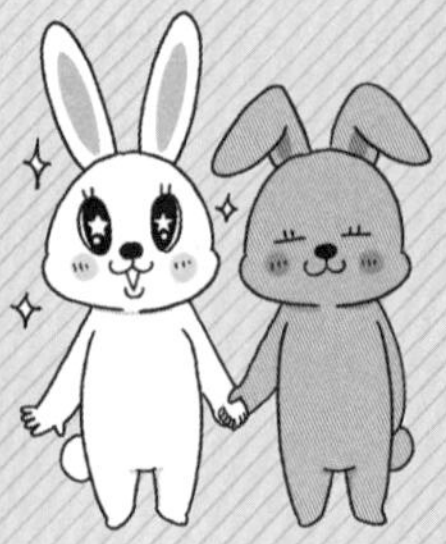

兔子跳跳操
解說示範影片

專爲你設計的兔子跳跳操

STEP 1

左腳短還是右腳短？

專爲你設計的兔子跳跳操

STEP 2

左側骨盆外擴還是右側骨盆外擴？

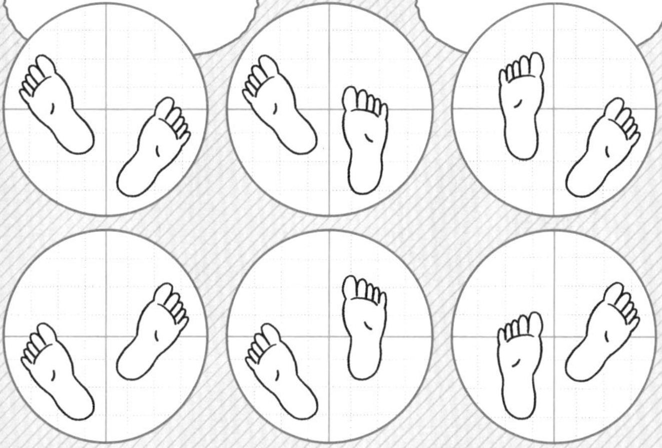

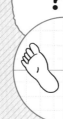

找出來！
專為你設計的
兔子跳跳操

STEP
1

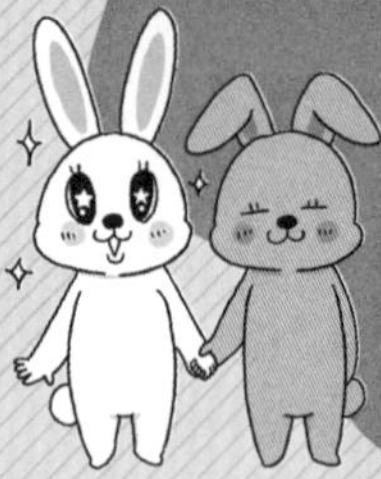

左腳短還是右腳短？釐清骨盆「往哪一側傾倒」。

左右腳長度不一樣的人，代表較短的那一隻腳，骨盆傾倒的程度會比另一邊更嚴重。絕大多數的人，都會因為骨盆傾倒的關係，導致左右腳的長度不一樣，所以要找出較短的那隻腳在哪一邊。

從骨盆的側邊觀察，即可發現腳的根部位於骨盆中心稍微前側的地方。腳向前伸，骨盆就會後傾，腳往後拉，骨盆便會前傾。兔子跳跳操的原則①，是將較短的那隻腳稍微往後拉超過另一隻腳。目的是為了將腳往後拉之後，原本後傾的骨盆便會稍微前傾，使左右骨盆一致。

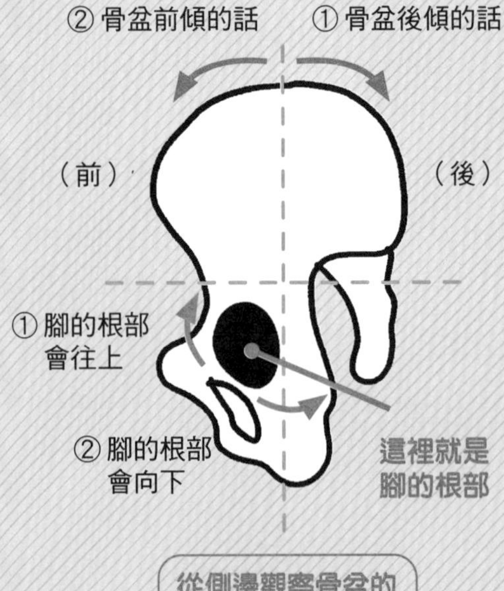

從側邊觀察骨盆的示意圖

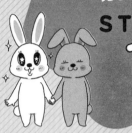

依據下述6點釐清你是左腳短還是右腳短？

腳伸直後坐著時，腳跟位置看起來較近的那一邊腳會比較短

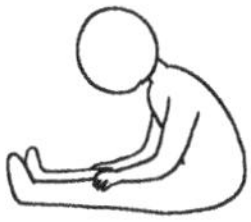

仰臥時容易將膝蓋往胸部拉過來的那一邊腳會比較短

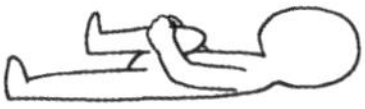

手放在腰上，骨盆位置較高的那一邊腳會比較短

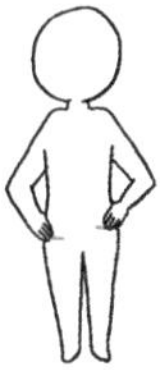

「稍息」時經常支撐體重的那一邊腳會比較短

側坐時不容易伸出去的那一邊腳會比較短

鞋跟大量磨損的那一邊腳會比較短

左右哪一邊的比例較高？
「比例較高的，即可判斷那一邊的腳比較短」

STEP 1 的結論

我是　右腳　or　左腳　比較短

找出來！
專為你設計的
兔子跳跳操

STEP 2

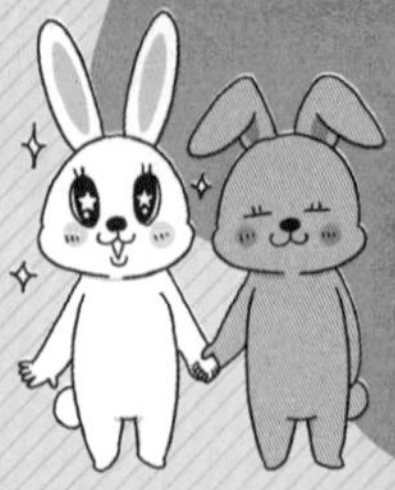

左骨盆外擴還是右骨盆外擴？了解骨盆的「外擴程度」。

各式各樣的原因都會引起骨盆外擴。尤其骨盆後端外擴，將導致身體不適。馬上來檢視一下骨盆後端的外擴情形。左右兩隻腳都很容易向內轉的人，可判定為「左右兩側骨盆都外擴了」。

骨盆後端的外擴情形，可在雙腳伸直後躺著的狀態下，透過腳尖的可動域加以判斷。雙腳自然伸直後，腳尖比正常位置（大約45度角）更往內的話，代表骨盆後方外擴了。接著在躺著的狀態下，將腳尖往內合起來（圖①），看看左右腳是不是都很容易往內合起來？容易合起來（＝不容易向外打開）的那隻腳，就是骨盆後端外擴的那隻腳（左頁圖示）。

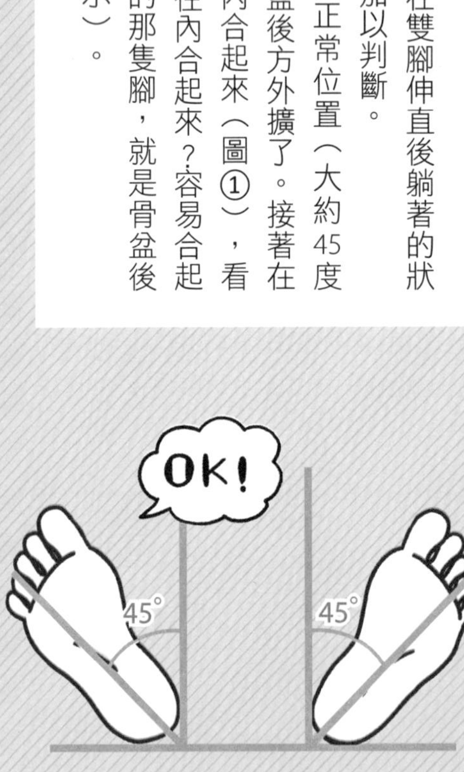

在自然狀態下
腳尖正常的位置

容易往內的是左腳還是右腳？

圖①

① 躺著將腳尖往內轉

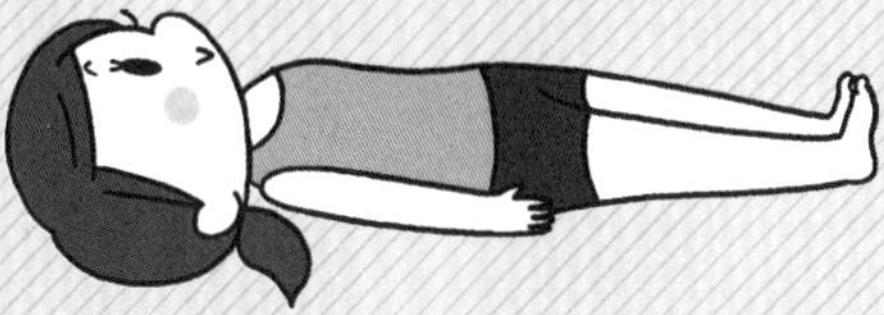

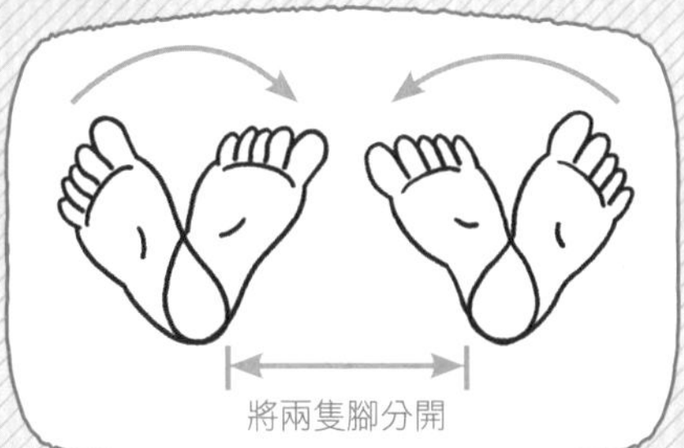

② 容易往內合起來的是左腳還是右腳？

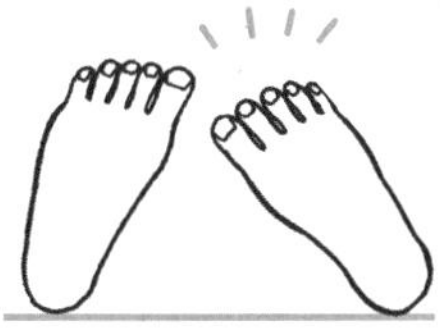

右腳容易往內轉
右骨盆外擴

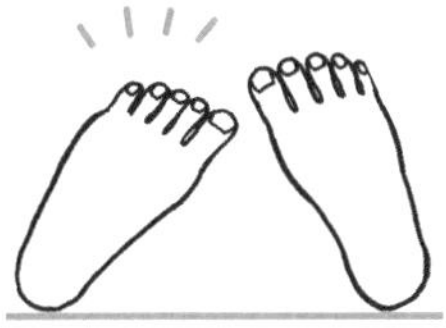

左腳容易往內轉
左骨盆外擴

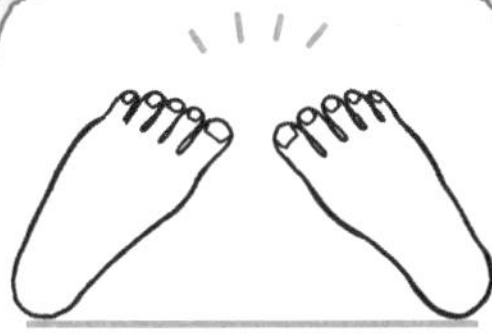

兩隻腳都容易往內轉
兩側骨盆皆外擴

哪隻腳容易往內合起來？

STEP 2 的結論

我是 右骨盆 or 左骨盆 or 兩側外擴

左腳短還是右腳短？

綜合STEP1與STEP2的結果，從觀察到的樣子找出適合你的「兔子跳跳操」。原則上要將「較短的那隻腳」往後拉，使「骨盆後端外擴那隻腳的腳尖」向外打開，只須留意這2點即可。矯正骨盆左右的歪斜及外擴後再跳一跳。

搭配 STEP 1 與 STEP 2
找出腳的位置

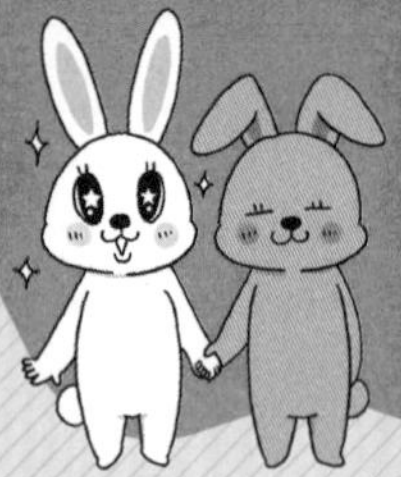

原則 使骨盆外擴那隻腳的腳尖向外打開

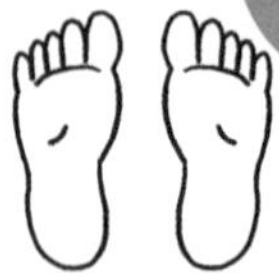

搭配 STEP 1 與 STEP 2
找出腳的位置

原則 將較短的那隻腳往後拉

較短的腳	右
右	右腳往後拉，右腳腳尖向外打開 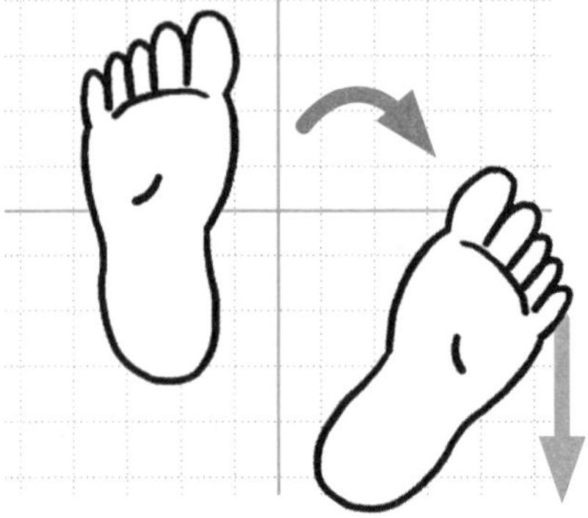
左	左腳往後拉，右腳腳尖向外打開 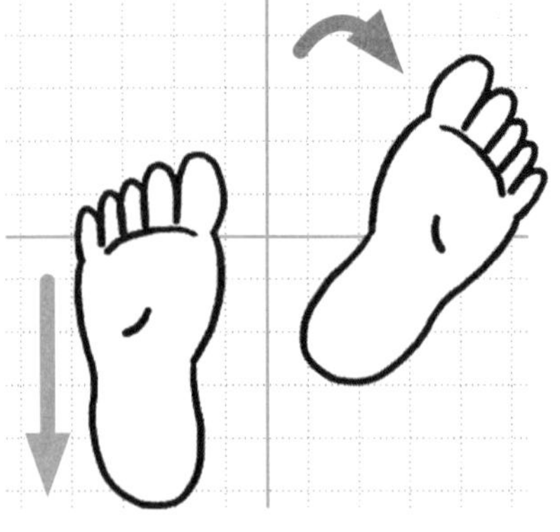

左骨盆外擴還是右骨盆外擴？

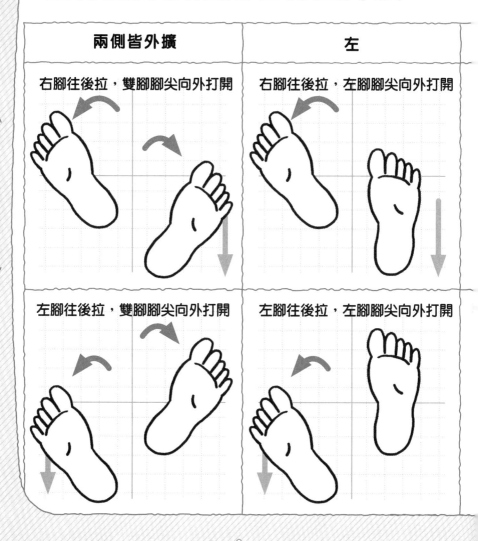

兩側皆外擴	左
右腳往後拉，雙腳腳尖向外打開 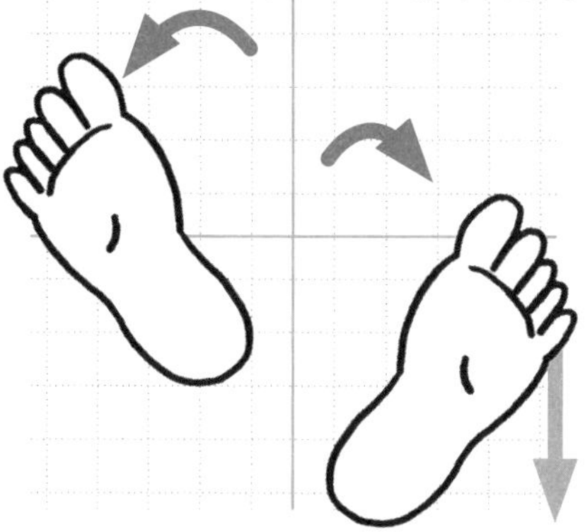	右腳往後拉，左腳腳尖向外打開 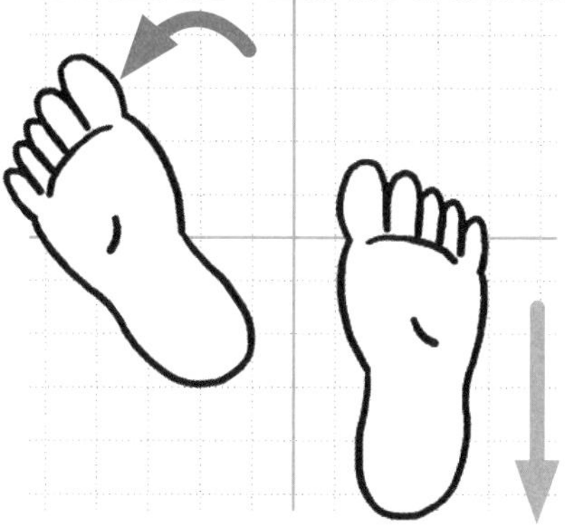
左腳往後拉，雙腳腳尖向外打開 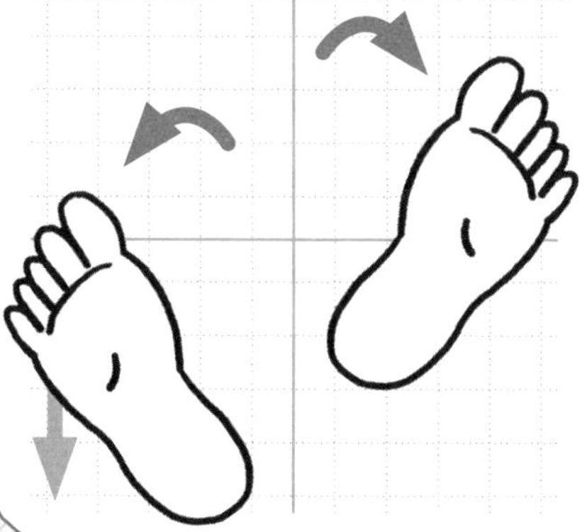	左腳往後拉，左腳腳尖向外打開 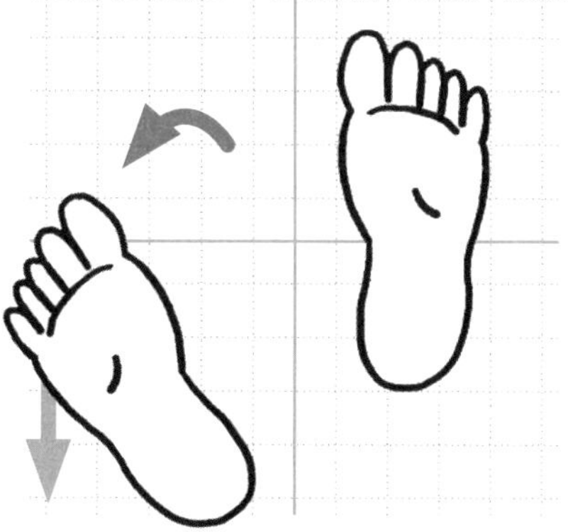

兔子跳跳操的標準做法

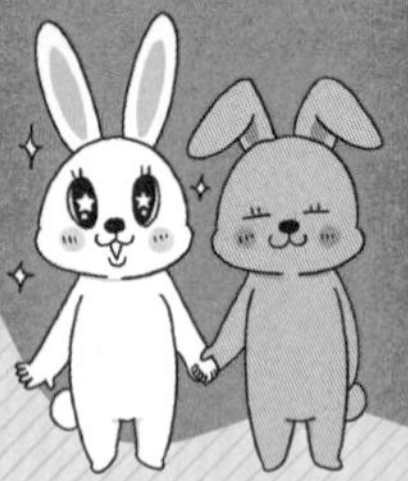

兔子跳跳操標準做法是適合各式症狀的基本做法。參考110～111頁找出符合自己骨盆歪斜情形的雙腳位置後再當場跳個1分鐘，一開始可能會很吃力，不過還是要努力試試看。

1 按照自己腳的位置將雙腳安置好

2 雙手輕鬆下垂後，當場跳個 1 分鐘

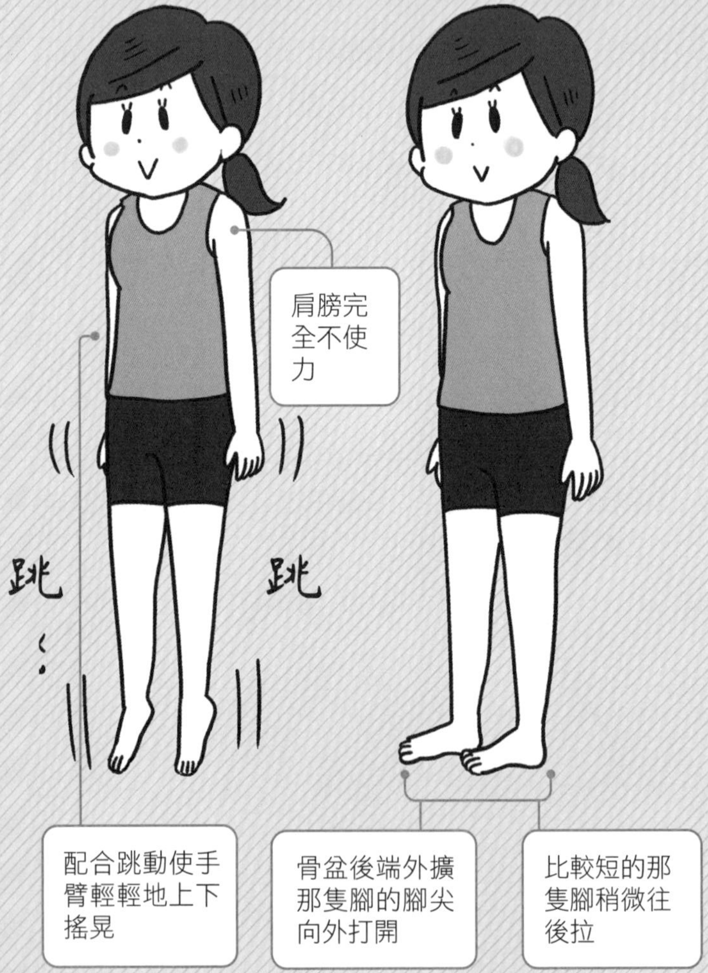

肩膀完全不使力
跳
跳
…
配合跳動使手臂輕輕地上下搖晃
骨盆後端外擴那隻腳的腳尖向外打開
比較短的那隻腳稍微往後拉

快來試試兔子跳跳操。早、中、晚一天做3次，就能看出這樣的效果！

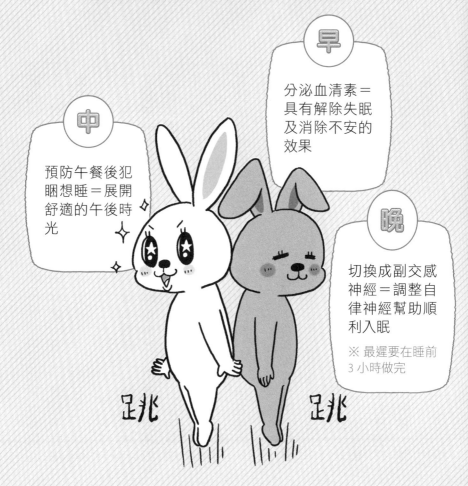

早

分泌血清素＝具有解除失眠及消除不安的效果

中

預防午餐後犯睏想睡＝展開舒適的午後時光

晚

切換成副交感神經＝調整自律神經幫助順利入眠

※ 最遲要在睡前3小時做完

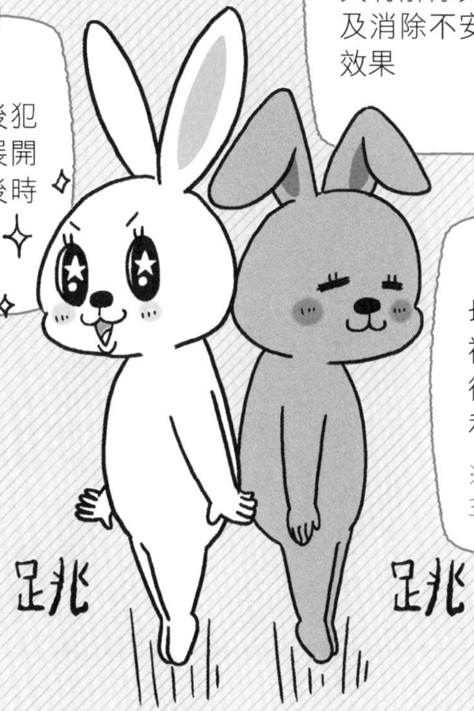

兔子跳跳操的注意事項及規則

1

剛開始做兔子跳跳操，才沒多久就勉強自己要一直跳的人，有時可能會導致關節或肌肉疼痛。所以一開始不要跳太久，覺得痛就請立即停止動作。

2

習慣做兔子跳跳操之後，自然就能夠長時間一直跳下去。想要進一步看出效果的人，盡量跳也無妨。只要不會痛或是覺得哪裡怪怪的，在時間上並沒有限制。而且長時間做兔子跳跳操也不會出現任何弊害。

3

嘗試跳了一段時間之後，雙腳長度已經一致，但是骨盆外擴的情形還是像以前一樣會歪斜的話，可以只將腳尖打開以解決骨盆外擴的問題，針對解決左右腳長度差距的步驟則回復正常狀態。（※反之只有骨盆外擴情形解決時也是相同作法）。

4

即便雙腳長度以及骨盆外擴的問題都已經解決了，還是要請大家繼續做兔子跳跳操。就算位置不變，只是將雙腳正常靠攏跳一跳，還是能充分發揮調整自律神經的效果，刺激到身體末端。

5

在地面堅硬之處，譬如柏油路或水泥地做兔子跳跳操時，請穿著慢跑鞋這類腳跟能吸收衝擊力道的鞋子再進行。

6

腰、膝蓋、髖關節或腳踝等處出現強烈疼痛時，請停止跳躍一段時間，或是用腳緊貼地面來進行跳躍的動作（單純屈伸膝蓋＝實際上不要跳起來的做法）。

7

請避免在就寢前做兔子跳跳操，最遲要在睡前3小時做完。

8

晚上在昏暗道路上做兔子跳跳操的時候，有時恐會發生事故或捲入犯罪行為當中，因此請大家要多加小心。懷孕或有慢性病的人，請先向醫生諮詢。

各種兔子跳跳操，解決你的煩惱

每次做1分鐘即可的兔子跳跳操，屬於隨時隨地都能做，超級簡單的自律神經保養法。

同時還能解決惱人的症狀，真是一石二鳥！

跳躍時手臂擺成任何姿勢都行，對於矯正骨盆歪斜改善自律神經失調並沒有影響。

還可以視當天的身體狀況及症狀，每天做不同的變化。

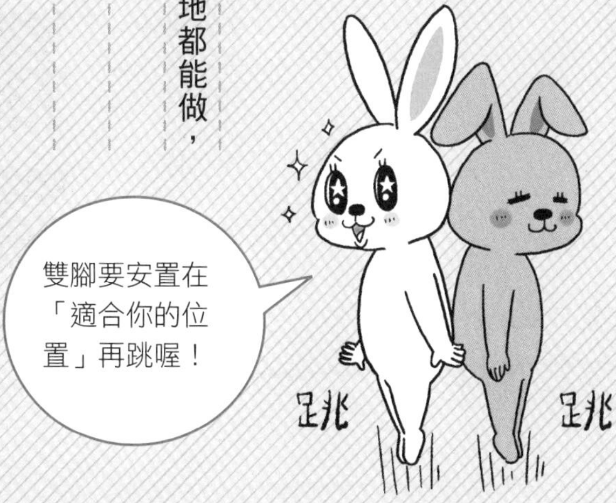

兔子跳跳操

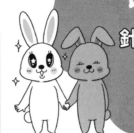

針對你的症狀量身設計

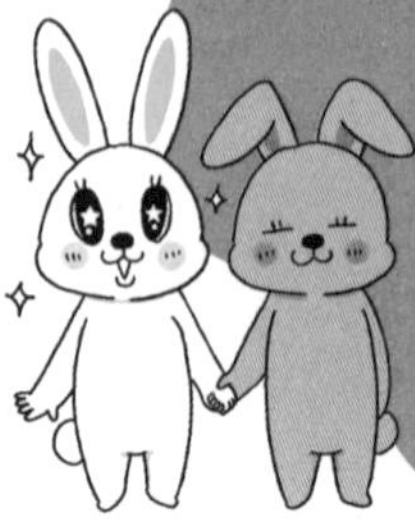

肩膀痠痛

對於會肩膀痠痛的人，非常建議你來做做兔子跳跳操。讓肩膀周圍的肌肉鬆弛之後，還能期待改善肩膀痠痛的效果。

雙臂呈水平，手肘彎曲呈直角。以手掌朝向正前方的姿勢，進行基本的兔子跳跳操。再配合跳躍的動作，使肩膀輕輕的上下晃動。

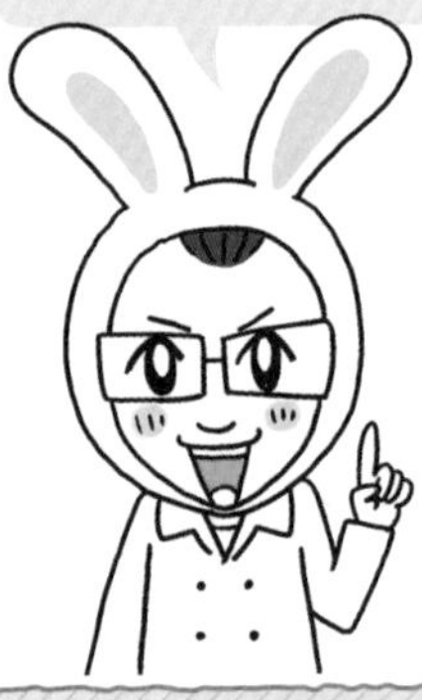

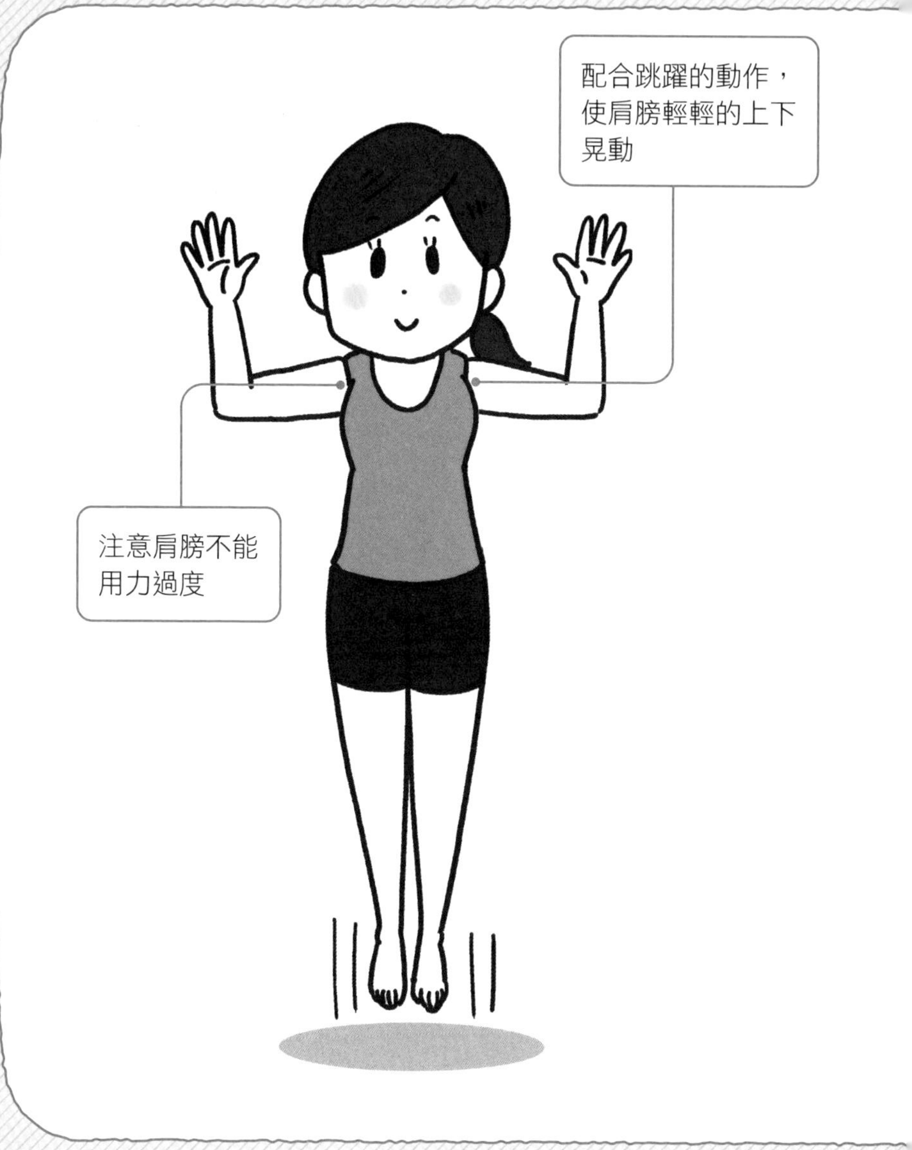
配合跳躍的動作，使肩膀輕輕的上下晃動
注意肩膀不能用力過度

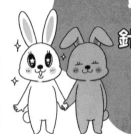

兔子跳跳操

針對你的症狀量身設計

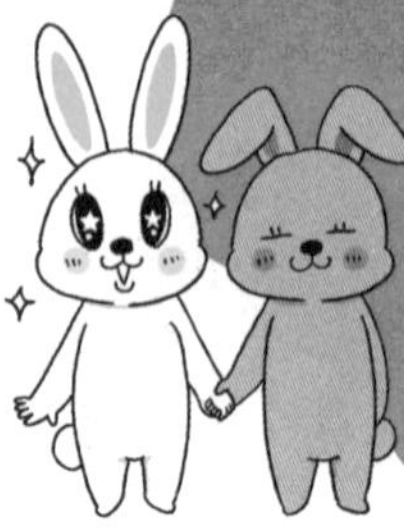

彎腰駝背

想要改善姿勢，最有效果的做法就是糾正圓肩。這樣在調整脊椎的同時，不但能解決駝背問題，還能抬頭挺胸。

雙臂往頭頂上伸展，雙手的手背靠攏。一面將手臂用力伸直一面跳躍。並要避免姿勢前傾。

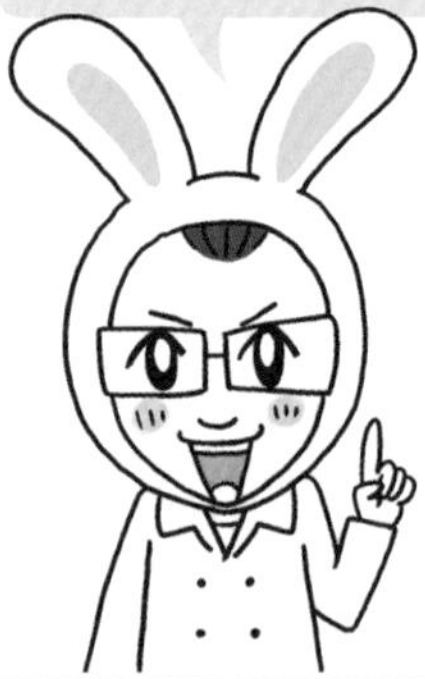

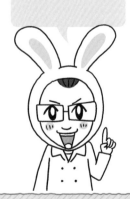

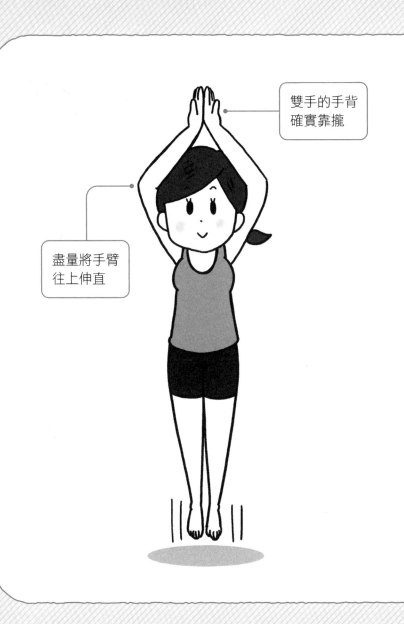

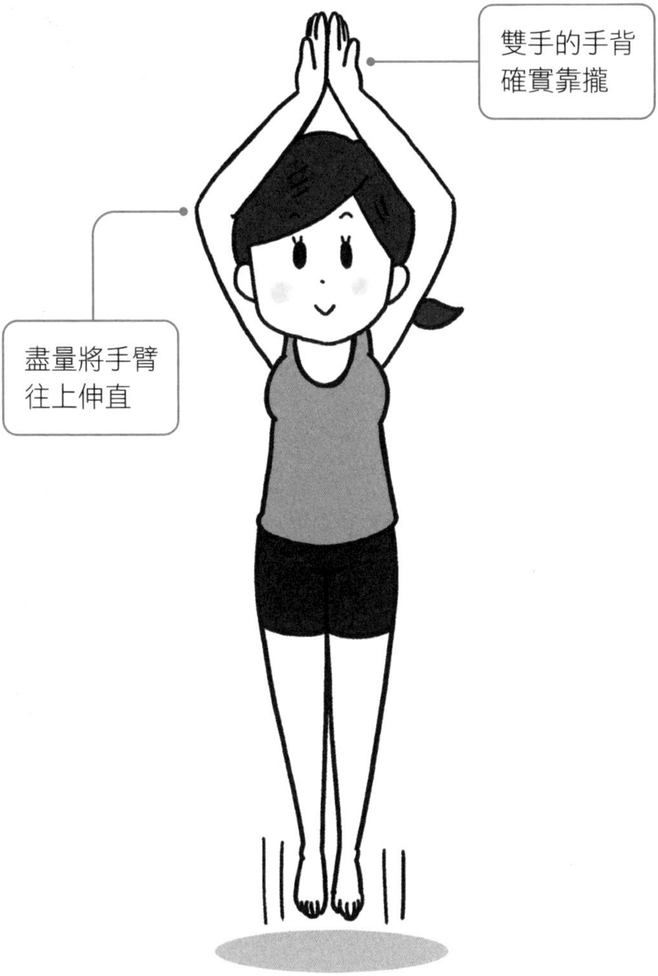
雙手的手背
確實靠攏
盡量將手臂
往上伸直

兔子跳跳操

針對你的症狀量身設計

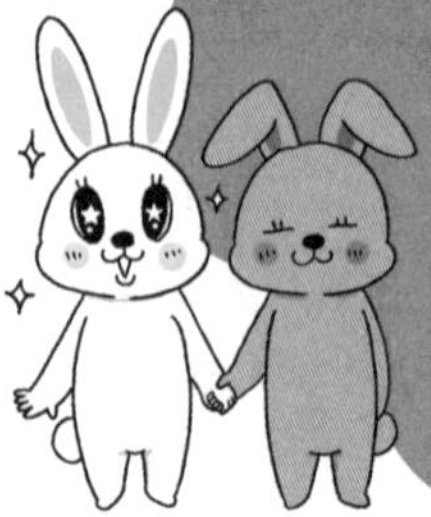

五十肩

就算年紀輕輕，卻有愈來愈多人肩膀抬不起來。讓肩關節有震動的感覺，藉此消除肩關節僵硬的情形。

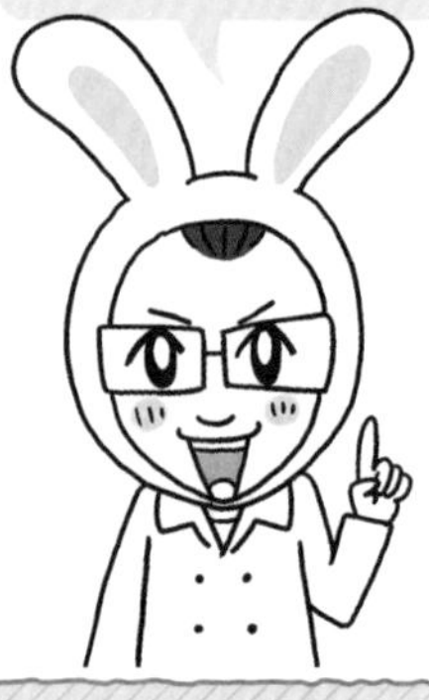
雙臂往頭頂上伸展，呈現萬歲的姿勢同時跳躍。請將肩膀的力道放鬆，隨著跳躍的動作使肩膀輕輕的上下晃動。

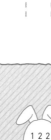

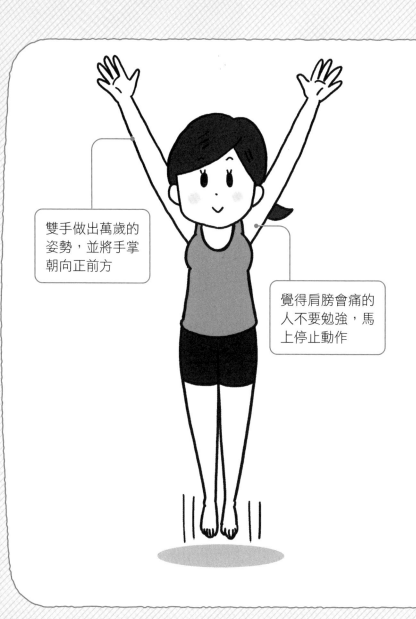

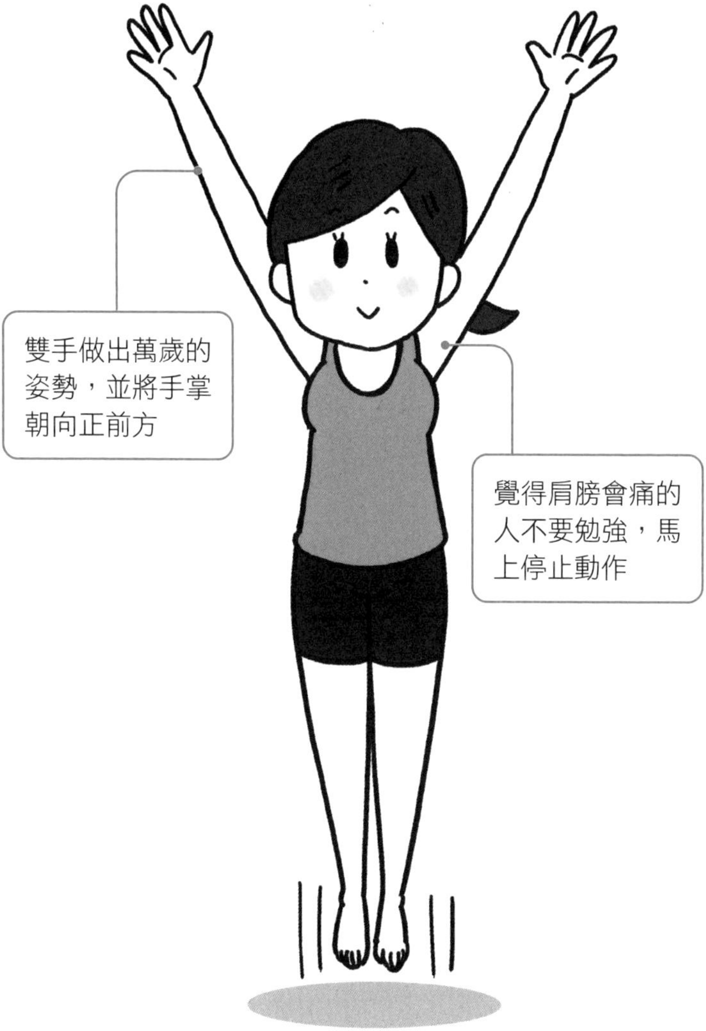
雙手做出萬歲的姿勢，並將手掌朝向正前方
覺得肩膀會痛的人不要勉強，馬上停止動作

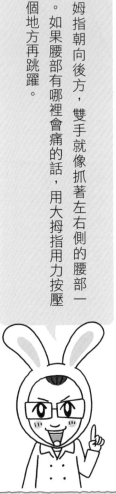

兔子跳跳操

針對你的症狀量身設計

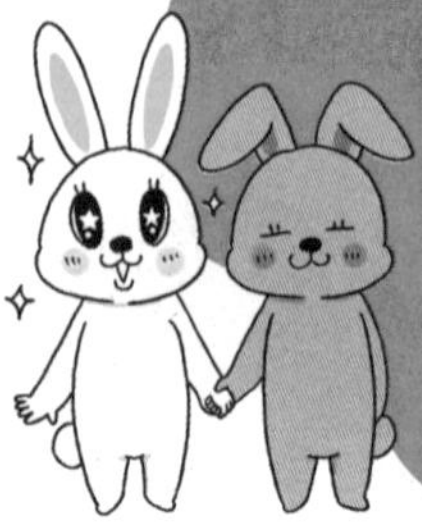

腰痛

會腰痛的人來做兔子跳跳操之後，對於預防腰痛十分有效果。而且會腰痛那天做也無妨。

大姆指朝向後方，雙手就像抓著左右側的腰部一樣。如果腰部有哪裡會痛的話，用大拇指用力按壓這個地方再跳躍。

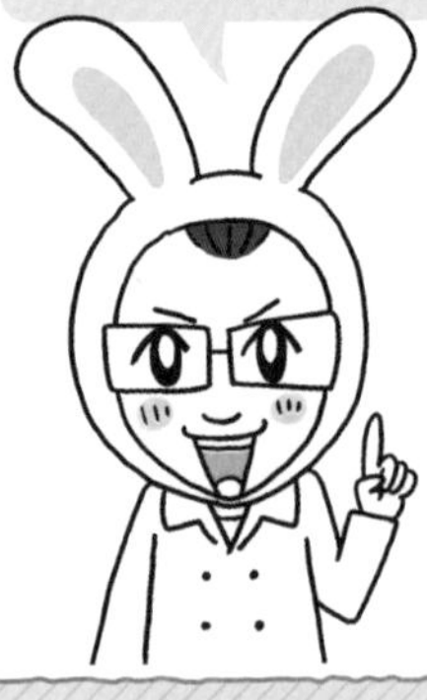

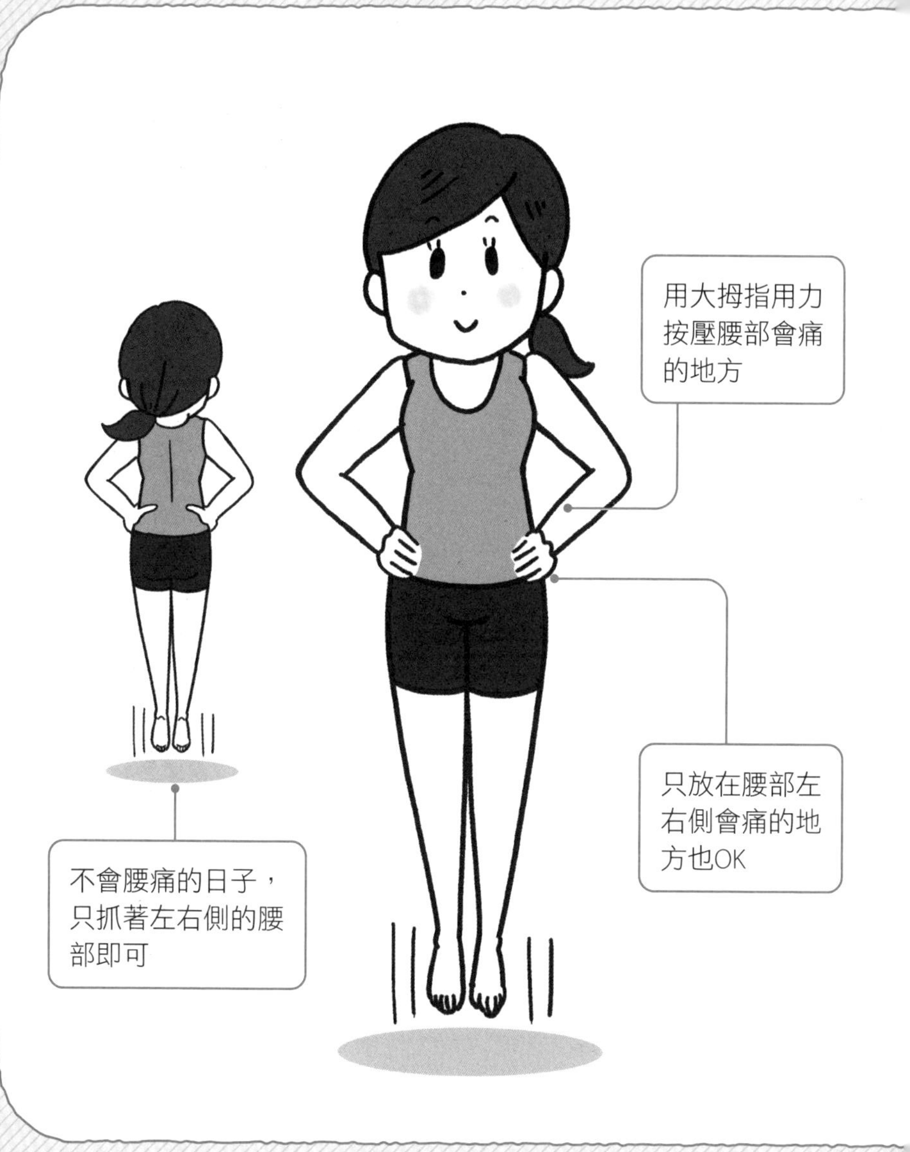
用大拇指用力按壓腰部會痛的地方
只放在腰部左右側會痛的地方也OK
不會腰痛的日子，只抓著左右側的腰部即可

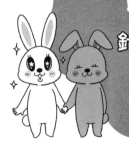

兔子跳跳操

針對你的症狀量身設計

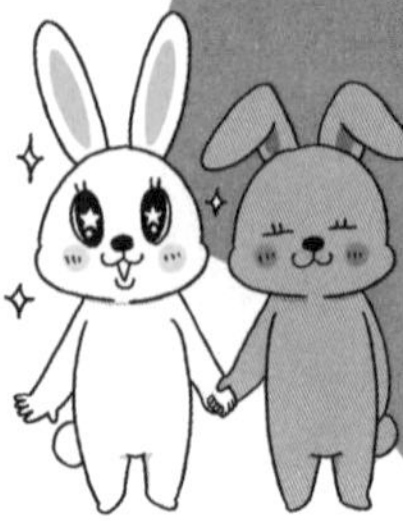

手腳冰冷

兔子跳跳操再加上跳繩時手部的動作，對於改善手腳冰冷會非常有效。轉動雙手可使離心力發揮作用，讓手臂整體的血液循環變好。

想像著邊跳繩邊做兔子跳跳操。配合跳躍的速度，輕輕轉動雙手手腕同時跳躍。

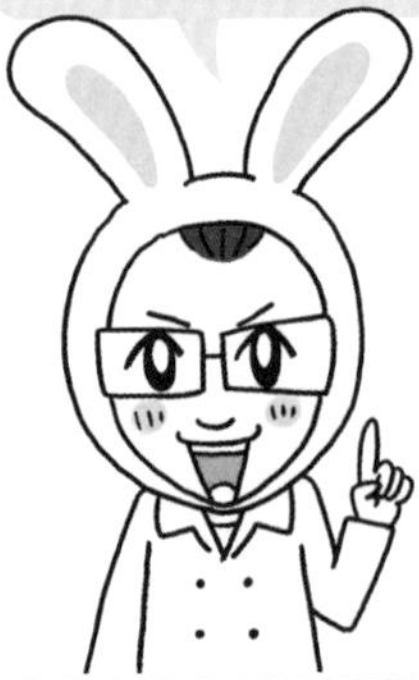

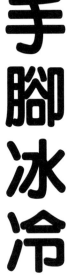

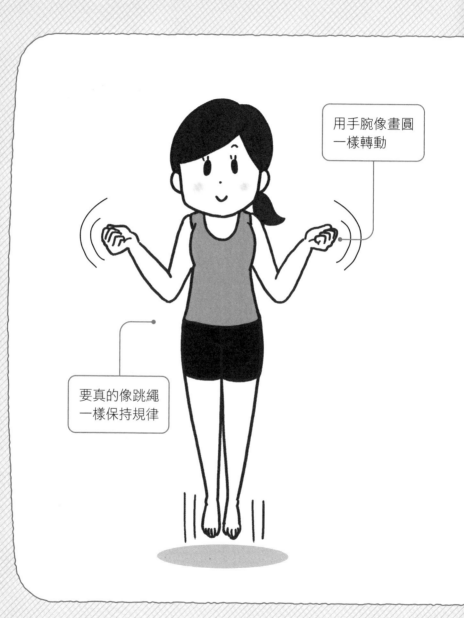

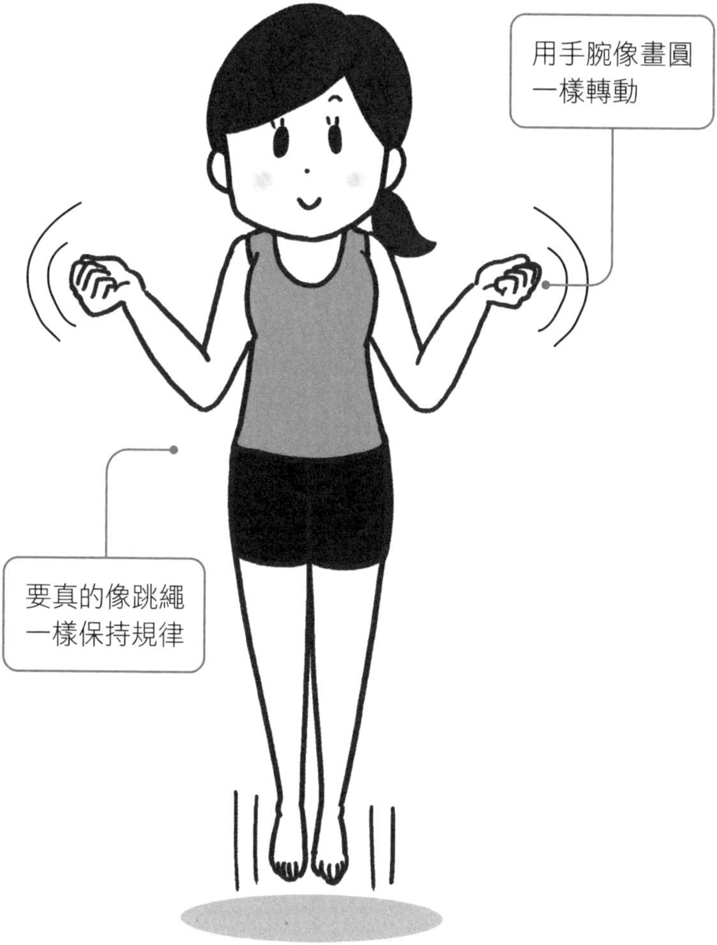
用手腕像畫圓
一樣轉動
要真的像跳繩
一樣保持規律

兔子跳跳操

針對你的症狀量身設計

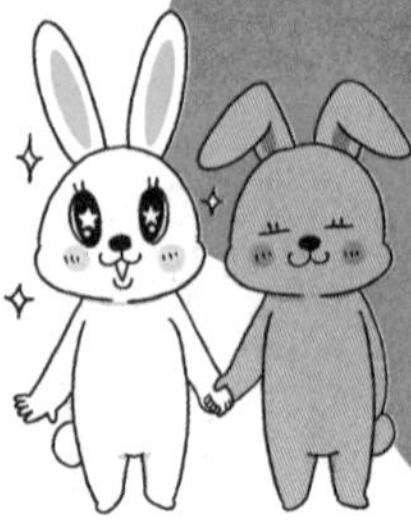

手腕與手臂的慢性疲勞

因為打電腦這類的文書工作，使得手腕及手臂很疲勞的人，十分推薦來做兔子跳跳操。解決手腕關節僵硬的問題後，手臂內側肌肉就會放鬆下來。

雙臂抬高至肩膀高度後再伸直與地面呈平行，形成T字型。手腕要保持輕鬆下垂的狀態再做兔子跳跳操。請放鬆手腕的力道，並隨著跳躍的動作將手腕輕輕的上下晃動。

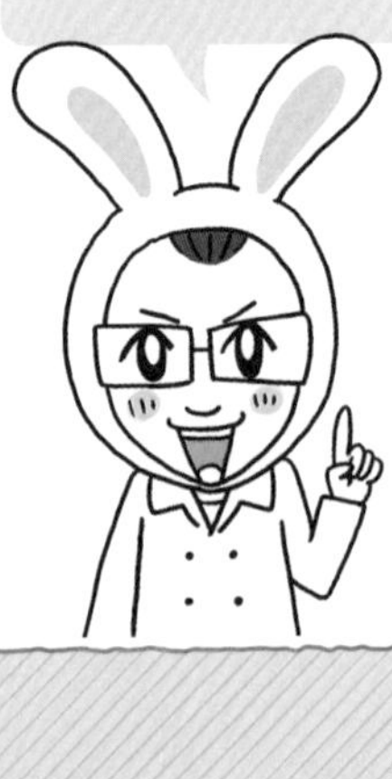

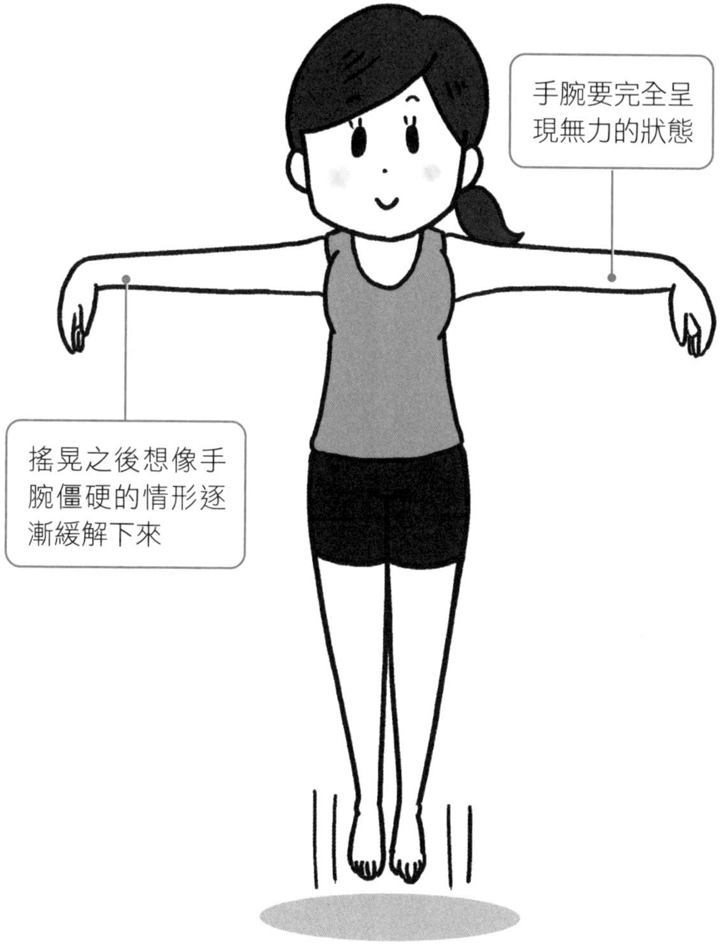
手腕要完全呈
現無力的狀態
搖晃之後想像手
腕僵硬的情形逐
漸緩解下來

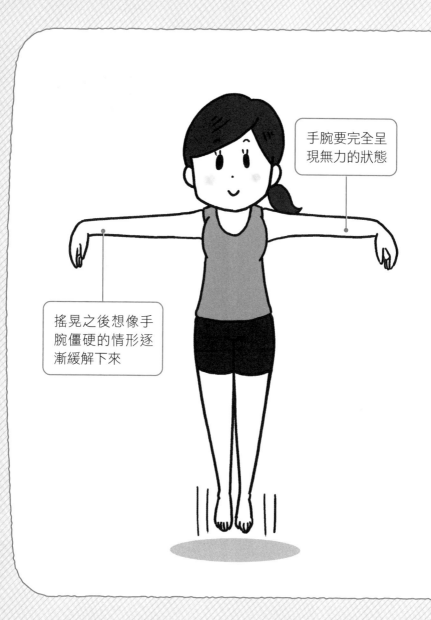

兔子跳跳操

針對你的症狀量身設計

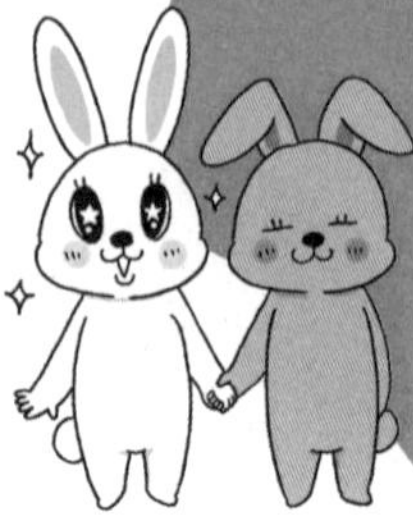

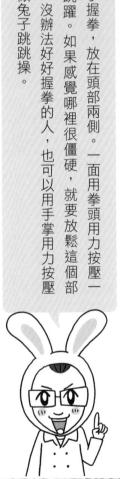

頭痛

建議會頭痛的人，還有眼睛底部或太陽穴會痛的人，都可以來做兔子跳跳操。讓頭部側邊的血液循環變好之後，就不容易引發頭痛了。

雙手握拳，放在頭部兩側。一面用拳頭用力按壓一面跳躍。如果感覺哪裡很僵硬，就要放鬆這個部位。沒辦法好好握拳的人，也可以用手掌用力按壓再做兔子跳跳操。

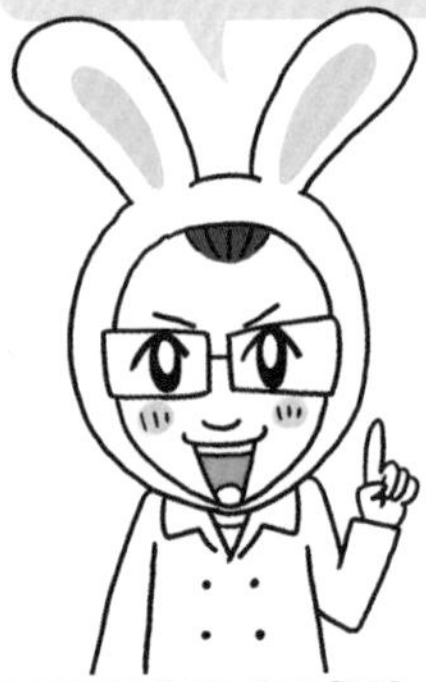

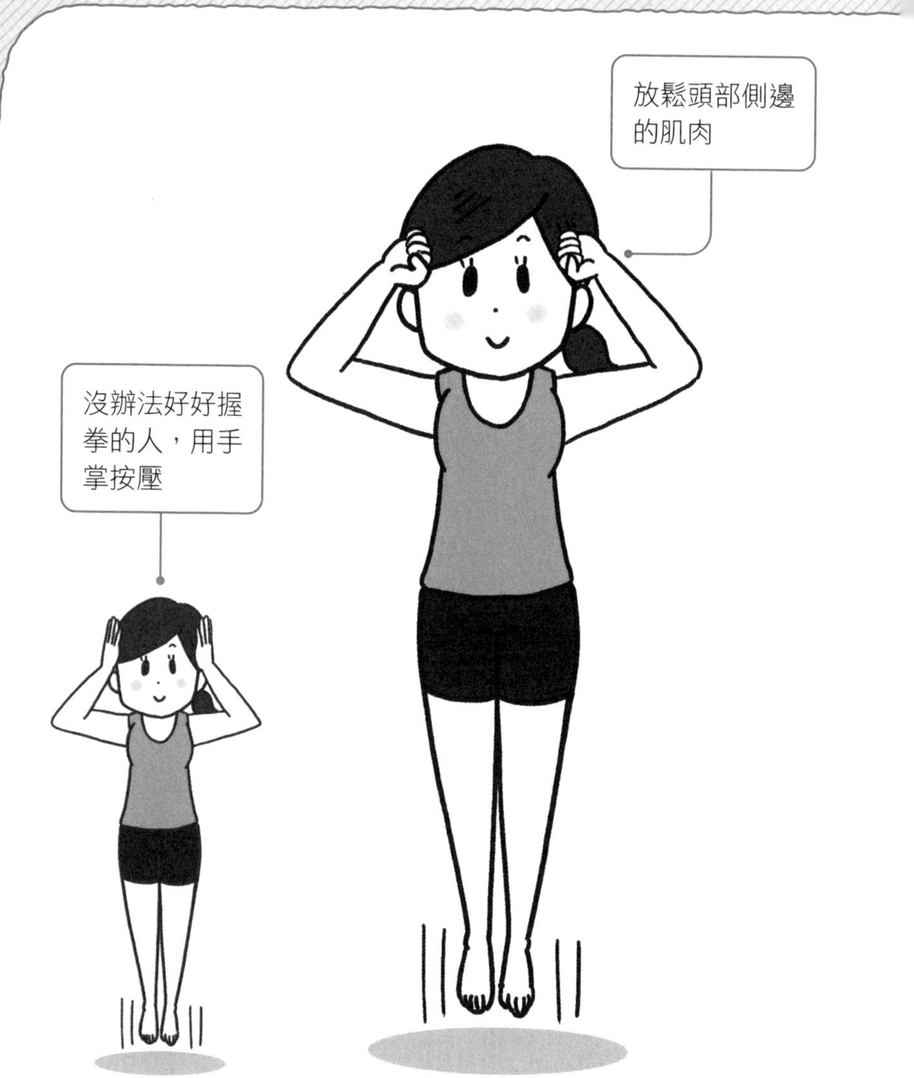
放鬆頭部側邊的肌肉
沒辦法好好握拳的人，用手掌按壓

兔子
跳跳操

針對你的症狀
量身設計

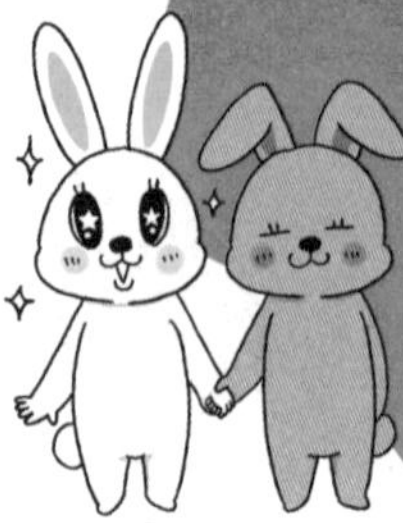

胃弱

機能不佳的內臟，只是從上方按摩一下也能活化內臟的運作。善用兔子跳跳操，調整與內臟運作直接相關的自律神經，接著再藉由摩擦產生的熱與刺激，促進胃部的活動。

將雙手手掌放在胃部一帶，再進行兔子跳跳操。請配合跳躍的動作，用手掌像按摩一樣摩擦腹部。

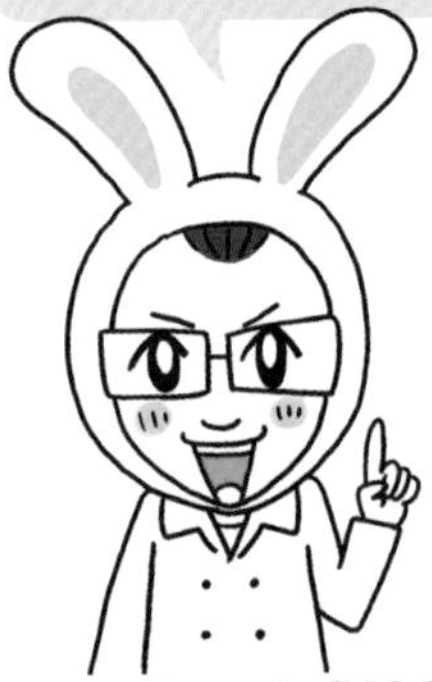

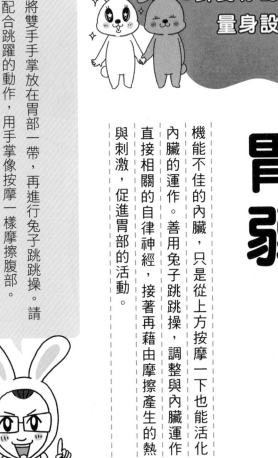

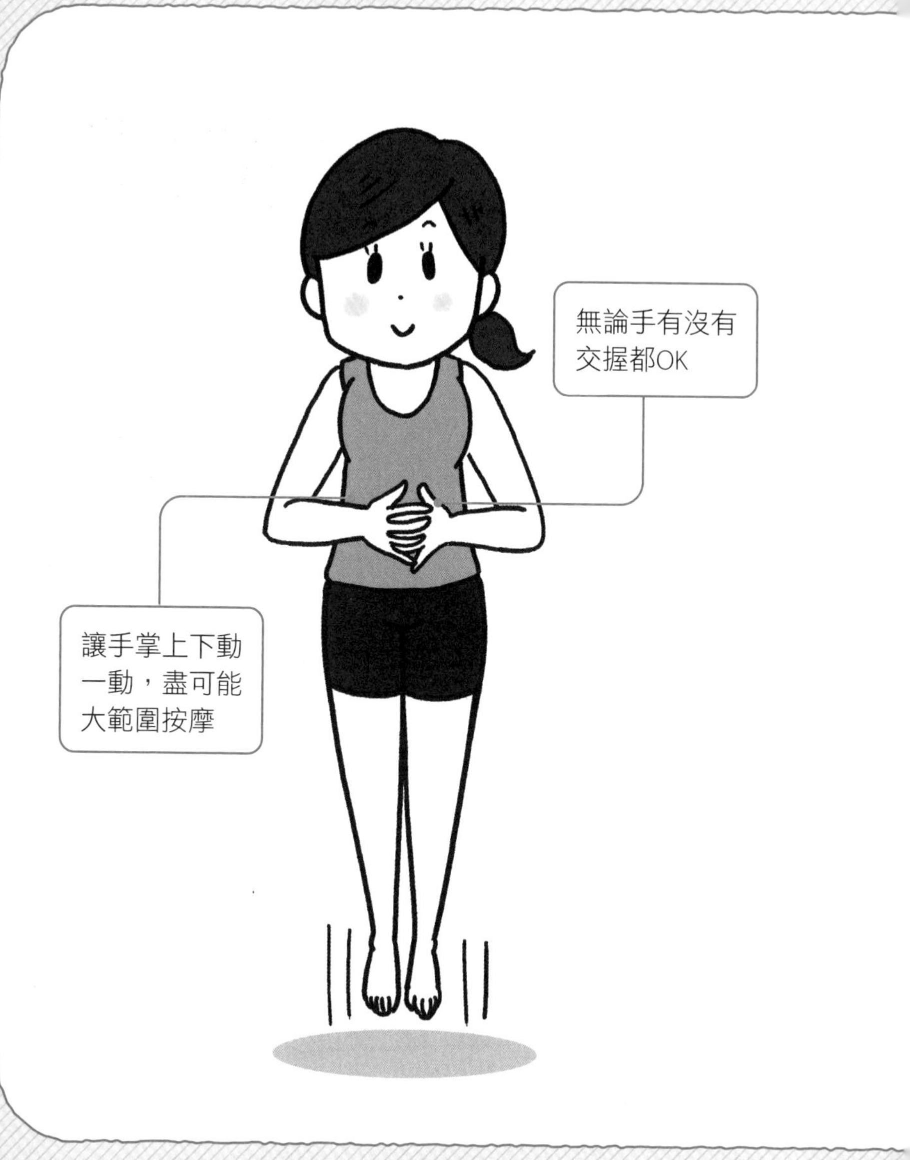
無論手有沒有
交握都OK
讓手掌上下動
一動，盡可能
大範圍按摩

兔子跳跳操

針對你的症狀量身設計

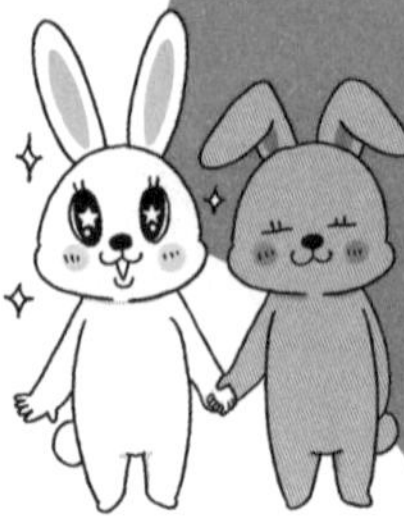

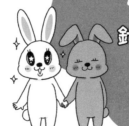

便祕

就和解決胃部的問題一樣，可以促進內臟的運作。沿著大腸的分布線條，單從上方按摩也能看出效果。大腸的蠕動運動會在副交感神經亢奮時變積極，再加上摩擦產生的熱與刺激，讓大腸蠕動更活躍。

將手放在下腹部的大腸一帶，再進行兔子跳跳操。請配合跳躍的動作，用手掌像按摩一樣摩擦下腹部。

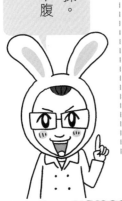

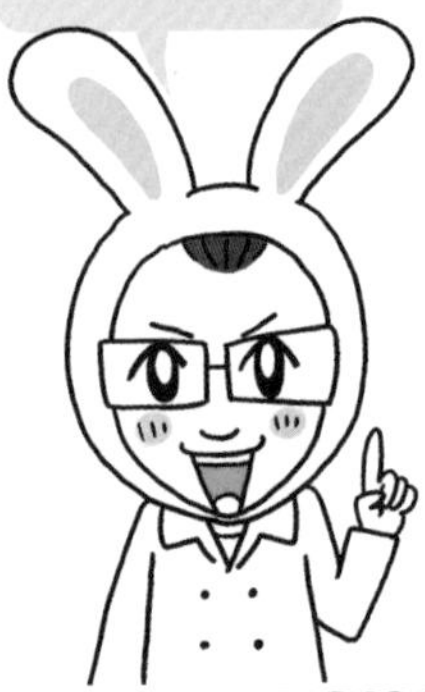

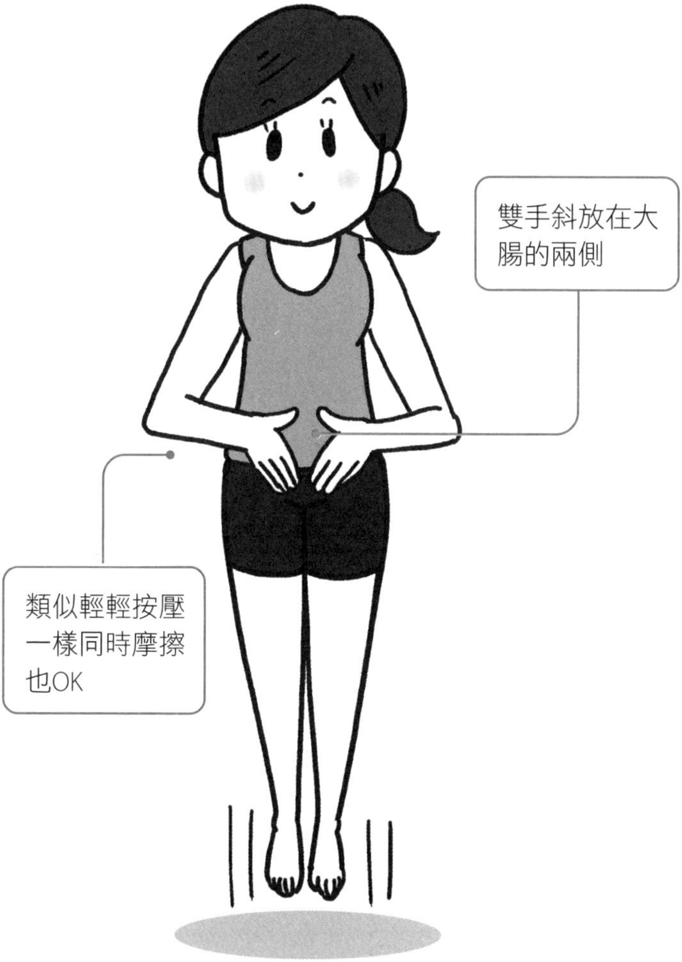
雙手斜放在大腸的兩側
類似輕輕按壓一樣同時摩擦也OK

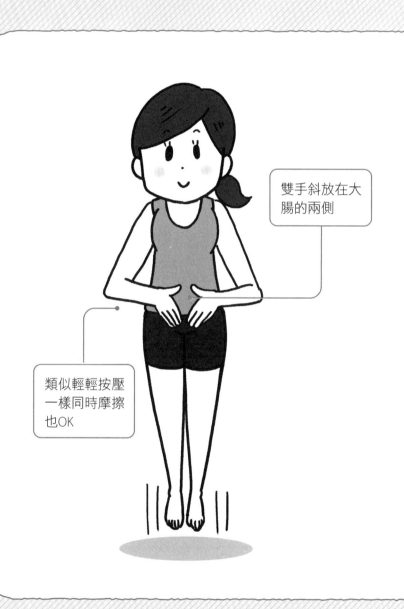

兔子跳跳操

番外篇

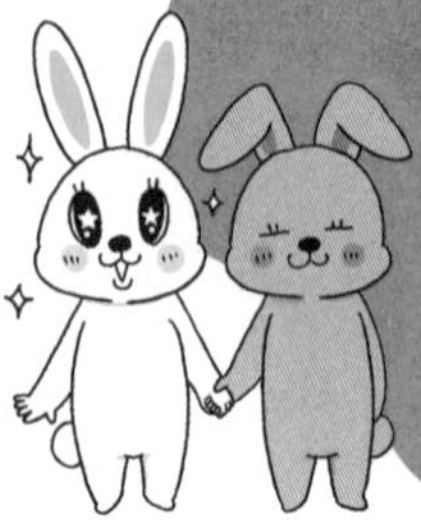

幸運體質

欣喜、雀躍的心情靠自己來創造！

有壞事發生的那一天，更要將嘴角上揚，保持笑容再做兔子跳跳操。

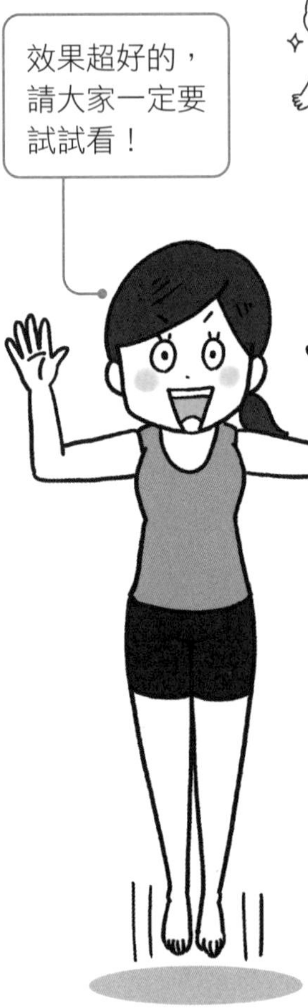

第 5 章

做做兔子跳跳操，與身體和諧共處

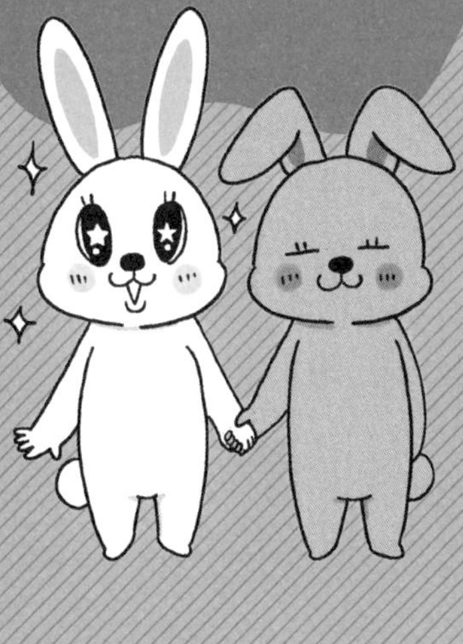

兔子跳跳操可消除「雙腳浮腫」，還具有安眠功效

基本上「兔子跳跳操」就算一天只做1次，還是能夠充分使自律神經安定下來。但是想讓精神及心理更加穩定的人，每次不妨做1分鐘、一天做3次。

這麼做的目的，是為了讓身體達到某種程度的疲勞。跳躍的時間如果可以盡量久一點，就會消耗多一點的體力及肌力，所以平時不好入睡或是淺眠的人，在適度疲勞下就能很快入睡。

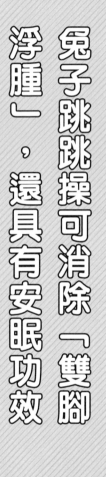

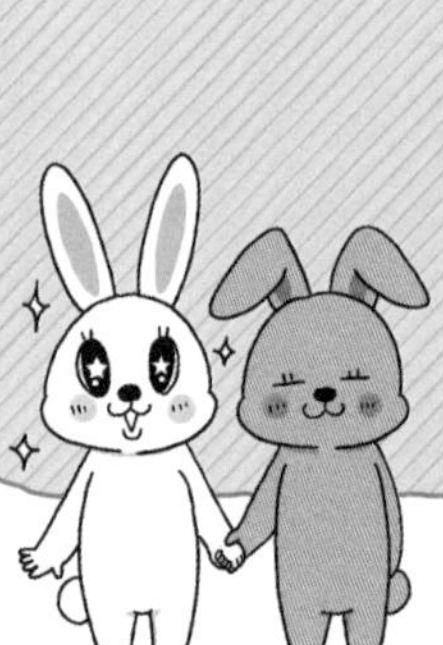

而且睡眠品質也會提升，不會再醒來好幾次，所以在我這家整骨院的顧客當中，甚至有人反應「睡著後甚至都不會做夢了」。另外，當肌肉緊繃時，無論大腦或是神經都無法休息，所以才會睡不著覺。如果能做做輕度運動放鬆肌肉，人也不會再胡思亂想，還能讓興奮的神經鎮靜下來，因此會變得很容易入眠。

其實還有一個主要原因會降低睡眠品質，就是頻尿。倘若夜裡只會醒來1次倒還好，但會醒來2、3次的話，每次醒來都會妨礙到睡眠，讓人沒有睡飽的感覺，所以自律神經才會失調。

就寢前消除雙腳浮腫現象，對於減少夜間頻尿的次數，其實是相當合理且有效的做法。**因為不去理會雙腳浮腫的問題便直接就寢的話，一躺下來之後，滯留在雙腳的水分會水平移動，並經由腎臟過濾成尿液。**

所以在就寢前3～5小時也好，如果能做做「兔子跳跳操」事先消除雙腳浮腫的話，即可減少夜間頻尿的次數。

生活不規律的人也做得到的「好睡絕招」

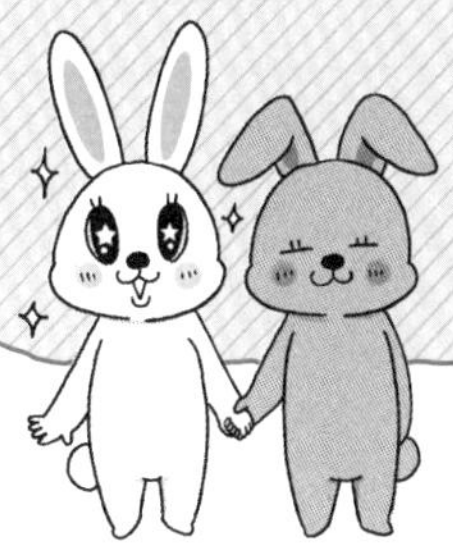

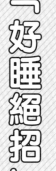

自律神經的運作機制是白天較為活躍，晚上會休息。但是現代多數人的日常生活都是三更半夜還不睡覺，一直在工作。

第2章已經告訴過大家，讓自律神經失調的黑幕之一，就是深夜映入眼簾來自於視覺的刺激，同樣的道理，**深夜吃東西一樣會擾亂自律神經的平衡。**

不得已一定要在深夜飲食或工作的人，若要調整自律神經保持平衡，必

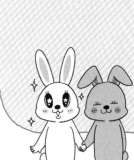

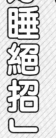

須擁有不被環境左右的「優質睡眠」。為了不受到外界噪音等等的影響，獲得優質的睡眠，最重要的就是在深夜工作期間保持一定程度的運動量。

其中一種做法，就是**從開始工作到結束為止，在這正中間的時間點做個1～2分鐘的兔子跳跳操**。即便只做了幾分鐘的兔子跳跳操，睡眠還是會比完全沒有做運動的日子加深許多。為了獲得優質的睡眠，工作期間還是應該稍微運動一下，達到「肌肉疲勞」的現象。

「整理大腦與末端的連結通道」，對於異常手汗也見效

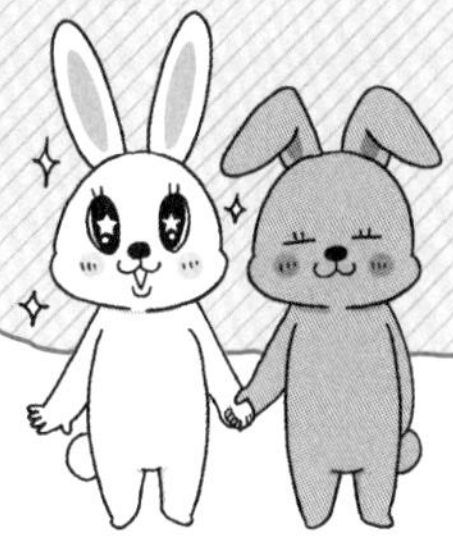

從以前就有很多人有「手汗」的煩惱，最近除了手汗之外，也有愈來愈多人的腳、腋下、頭很會流汗。

當然這些原因如果原本就是屬於汗腺數量的問題，也許大家會覺得找不到自己就能處理的具體解決對策，不過詳問之下，沒想到手汗的主要原因不僅是汗腺數量的問題。因為很多顧客都表示，他們在國、高中生這個年紀之前，並沒有罹患多汗症。

汗腺的數量在0～3歲就會固定下來，所以如果只是汗腺數量多的問題，想必在國中、高中也同樣會出汗。

在這種情形下，可推測多汗的原因還是「自律神經失調」的關係。

雖然從下視丘，也就是自律神經的老大一定會發出明確指令，讓身體分泌出適量汗水，但是身為神經通道中繼點的「交感神經鍊」及「自律神經節」，或是堪稱直接元凶，也就是手掌上的汗孔（類似水龍頭的構造），這三者之一可能真的聽錯這個指令了。

例如下視丘發出了指令：「請讓手掌的汗腺達到40％的稼動率」，然而手掌的汗腺卻還是聽錯指令，說不定自以為：「是不是要達到80％的稼動率？」或是從下視丘到汗腺這段過程有某處出現異常，這樣也可能發生指令出錯的情形。誠如第3章的解說，像是位於脊椎兩側的交感神經在拉扯或伸展後，恐怕也會因為構造上的問題，導致神經傳導方面產生異常。

方才已經為大家解釋過整個機制，即便從大腦明確發出指令，但是當神經傳導過程不順利，末端血管還是會無法打開，想必在汗腺這方面也會出現同樣的異常現象。

就像這樣，一旦自律神經的通道有某處出亂子的話，就會和手腳末端的血管一樣，縱使從大腦明確發出指令，途中的神經通道以及末端的汗腺，有時還是無法正確執行這些指令。遇到這種情形，同時也是為了讓汗腺的運作重新啟動，請大家好好運用兔子跳跳操。這就和擴張血管一樣，反覆從末端往中心逆向解決問題之後，就能讓自律神經找回正常的平衡狀態了。

安靜時＝交感神經不必運作（此時汗腺會關閉）

運動時＝交感神經必須運作（此時汗腺會張開）

為了像上述這樣找回汗腺理想的運作狀態，直到正常的運作模式重啟為止，也就是運動後會流汗、停止運動就不會流汗，切記一定持之以恆定期做運動。

想要重啟汗腺的人，選擇任何運動皆無妨，但是不受天候影響，待在屋內也能短時間輕鬆進行的運動，「兔子跳跳操」算是非常有效的選項之一。

同時也是為了調整汗腺保持平衡，即便每天做1次也好，請大家務必要養成做輕度運動的習慣。

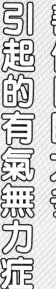

改善假日睡太多而引起的有氣無力症

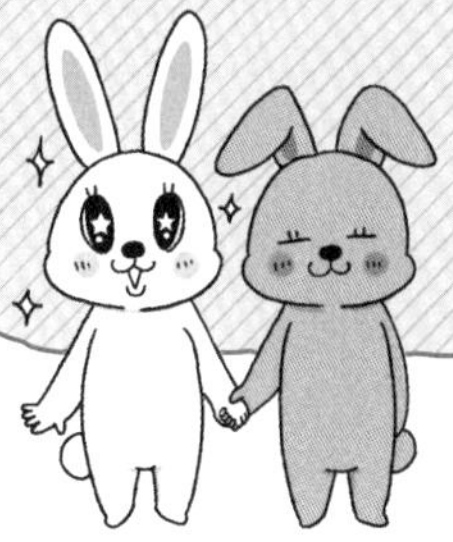

假日不小心睡太久，渾渾噩噩度過一天，這都是常有的事。

每週大約1次、只有1天會如此的話，並不會對自律神經造成影響，但要是每一個休假日都只知道睡覺，副交感神經過度亢奮的狀態下，就會讓人擺脫不了倦怠感，還會感到有氣無力。

自律神經受副交感神經過度支配也不好。

因為在副交感神經過度支配的狀態下，有時會陷入非活動狀態而無法正常經營社會生活，例如不想外出、不想與人說話、甚至覺得與超商店員接觸很麻煩等等。

到目前為止，本書內容都是在提醒大家留意，受交感神經過度支配下會精神失衡，使人發生憂鬱症等症狀，事實上在副交感神經過度支配下，有時也會演變成超出正常範圍的非活動狀態。

在這種狀態下，情緒或思緒會變得畏縮不前，有時還會從心態消極的惡性循環，引發憂鬱症及精神疾病。還有受副交感神經過度支配下，甚至容易出現過敏或蕁麻疹等症狀，或是持續腹瀉等，身體機能恐將無法正常運作。

我們大多以為只有交感神經會作亂，總說只要重視副交感神經就好，但是想要積極行動、主動出擊時，一定得是「交感神經處於優勢」的狀態。

在交感神經亢奮下的缺點是，我們會飽受鬥爭、焦躁、憤怒、不安等恐懼及壓力，但是優點是能讓我們積極完成工作。出人頭地、幹勁十足、成就感、歡喜、熱烈感動等情緒，也全是交感神經的功勞。總之，不要太超過的話，交感神經亢奮的狀態其實無與倫比。

所以說，假日一整天都無精打采、什麼事也不想做、只想一直睡覺的話，試著讓自己動起來，有目的地使交感神經處於優勢，也是一個不錯的方法。

不妨刻意讓呼吸稍微慌亂一些，甚至接連全力出拳攻擊也可以。藉由這些行為使交感神經處於優勢，調整受副交感神經過度支配的自律神經，才能保持平衡。

消除壓力引起的大小煩心事，不再鑽牛角尖

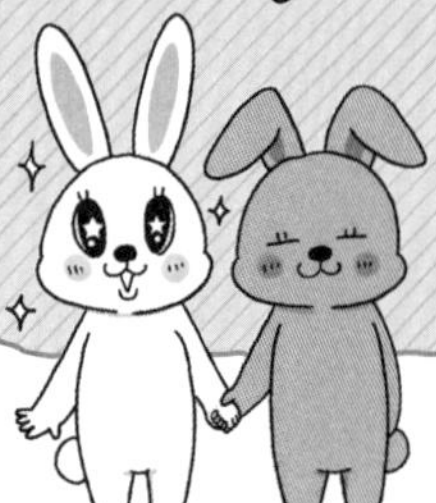

通常在飽受壓力及不安的狀態下，血液會完全集中在頭部（大腦）。

不過一個人的血液量會經常保持固定，運動或活動之後，血液便會被送往手腳、背部及臀部等處的肌肉。所以想太多導致壓力上身時，若能暫時讓集中在大腦的血液分散開來，就不會針對「這件事」鑽牛角尖了。

運動後心情會變輕鬆，還有在意的問題也不再煩心了，這些情形從血液

的流動就能說明一切。雖然運動後分泌出來的腦內物質也會帶來很大影響，不過單就血液過度集中於大腦這點來說，就會讓微不足道的問題或小煩惱，感覺好像很棘手。

而且適合自己的輕度運動習慣，對於預防嚴重的身體不適效果非常好。

快來做做兔子跳跳操，想像頭部血液一下子往下流，將身心承受的負荷一一放下吧！

後記

我在25歲的時候曾經喜歡上一個女生，她患有重度的自律神經失調症。

那時候，我從來沒想過要立志成為整骨專家，也還在音樂界工作，所以對於當時的我來說，完全不具備任何的醫學知識。但是那時我實在坐立難安，心想「應該能為她做些什麼」，於是三天兩頭跑到附近世田谷區的砧圖書館，拼命尋找有關自律神經的書來看，一心只希望她能夠好起來。在那個年代，不僅沒有網路也沒有電子郵件，更別說行動電話了。

當時我一直在想，「如果有某種治療方式就好了」、「不知道有沒有哪一種治療法會有幫助」，後來經過了二十幾年的時間，我終於研究出讓每一個人都能實際改善自律神經的方法，甚至推出著作。對於當時候的我來說，現在才察覺到這些方法已經為時已晚，可是如果能將這些方法教給現在身處困境的人、正飽受痛苦的人，想到當時那些有勇無謀的舉措，我覺得至少都值得了。

如今想來，自律神經看似複雜，其實構造很簡單。我發現自律神經好像很難懂，事實上它的存在卻又合情合理。

自律神經一旦失調，根本不必在意的小事，還有原本不會擔心的事情，都會讓人感到不安。因此反過來說，只要自律神經調整好，原本感覺很不安的事情，心裡也會開始覺得「其實沒什麼大不了」了。

很遺憾現代社會充斥著擾亂自律神經的「要素」，而且任何人都無法改變現在身處的環境。既然如此，唯有自己設法處理、因應，才能在日常生活中使自律神經保持穩定，別無他法。

我就在這樣的想法下，於2009年研發出本書所介紹的兔子跳跳操。

「只要改變腳的方向跳一跳即可！」——做法真的很簡單。參考我過去的顧客統計人數，再按常理解析人體的構造，兔子跳跳操真的是非常合情合理，可以讓自律神經恢復正常，是很容易做到的終極絕招。

若能有愈來愈多人，藉由本書的「兔子跳跳操」，從不定愁訴症（也就是原因不明的身體不適）的困境中獲得解脫，過去讓我服務過的許多顧客，還有引導我投入研究的那個女生，包含我自己，都值得了。

不管是有緣讀到本書，或是偶然購買本書的人，希望你們務必藉此機緣，擁有堅毅不撓的體質、常保安康的身體。並且衷心祈盼，大家能夠早日找回不會感到不安的平靜生活，在幸福感籠罩下安詳地度過每一天。

于夏天　骨與肌整骨院院長　**宮腰圭**

参考文献

・《構造医学解析（I）》吉田勧持，産學社
・《カイロプラクティック総覧》Scott Haldeman
（監譯：竹谷内宏明、本間三郎），産學社
・《ネッター解剖学アトラス》Frank H.Netter（譯：相磯貞和），南江堂
・《カパンディ　関節の生理学（III）》I.A.Kapandji
（監譯：荻島秀、譯：嶋田智明），醫歯薬出版
・《図解　四肢と脊髄の診かた》Stanley Hoppenfeld
（（監譯：野島元雄），醫歯薬出版
・《脳からストレスを消す技術》有田秀穂，Sunmark Publishing,Inc.

管好你的自律神經

自律神経となかよくなるぴょんぴょん体操

監　　修：宮腰圭
責任編輯：黃佳燕
封面設計：比比司設計工作室
內頁設計：王氏研創藝術有限公司

總 編 輯：林麗文
副 總 編：梁淑玲、黃佳燕
主　　編：高佩琳、賴秉薇、蕭歆儀
行銷企畫：林彥伶

出　　版：幸福文化出版
／遠足文化事業股份有限公司
發　　行：遠足文化事業股份有限公司
（讀書共和國出版集團）
地　　址：231 新北市新店區民權路
108 之 2 號 9 樓
郵撥帳號：19504465 遠足文化事業股份有限公司
電　　話：(02) 2218-1417
信　　箱：service@bookrep.com.tw
法律顧問：華洋法律事務所　蘇文生律師
印　　刷：通南印刷有限公司
二版一刷：2024 年 4 月
定　　價：360 元

國家圖書館出版品預行編目資料

管好你的自律神經 / 宮腰圭著 . -- 二版 . --
新北市 : 幸福文化出版社出版 : 遠足文化
事業股份有限公司發行 , 2024.04
ISBN 978-626-7427-27-9(平裝)
1.CST: 自主神經系統疾病 2.CST: 健身操
3.CST: 健康法
415.943　　113002473

※ 此書為《與自律神經和諧共舞的兔子跳跳操》二版。